AF551734

Ernährung und Temperament

Einführung in die traditionelle Naturheilkunde

Uta Anna Weese

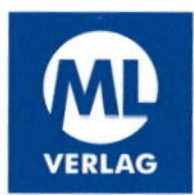

Gewidmet
meinem verehrten Lehrer
Herrn Joachim Broy 1921 – 2003

1. Auflage 2020

Druck: Generál Nyomda Kft., H-6727 Szeged

Titelbild: © Alexander Potapov – stock.adobe.com (Feuer); © Andrey Armyagov – stock.adobe.com (Wasser); © Anneleven – stock.adobe.com (Erde); © klagyivik – stock.adobe.com (Luft); Grafik: Kathrin Jachmann

www.ml-buchverlag.de

ISBN: 978-3-96474-324-4

Inhaltsverzeichnis

Vorwort

Der Weg der Naturheilkunde ist eine breite Straße mit vielen Einmündungen und Abzweigungen. Diese Straße hat aber einen Anfang, einen Ursprung, die antike Naturphilosophie.

Vor vielen Jahren durfte ich mich gemeinsam mit Uta Anna Weese und Anderen auf diesen Weg machen. Anfangs noch geführt durch unsere Lehrer, namentlich Joachim Broy und seinen Schüler Werner Hemm. Bei ihnen durften wir über Jahre hinweg das Wissen um das Fundament der naturheilkundlichen Tradition lernen und vertiefen, denn Uta und ich besuchten gemeinsam die Josef Angerer Fachschule in München, wo die beiden unterrichteten. Und wir besuchten über viele Jahre die Tagungen für traditionelle Naturheilkunde, die Joachim Boy und Werner Hemm in St. Gilgen hielten und haben sie zusammen nachbesprochen.

Über die Jahre hat jeder seinen Weg finden dürfen, immer aber auf ebendiesem Fundament.

Heute kennen wir einen schier unendlichen Variantenreichtum der naturheilkundlichen Richtungen und Therapien. Aus dieser Vielfalt den naturheilkundlichen Urgrund erkennen zu können, ist eine wichtige Orientierung. Denn nur wer seine Wurzeln kennt und pflegt kann sich weiterentwickeln.

Uta A. Weese gibt im vorliegenden Buch einen tiefen Einblick in diese, unsere Historie und das Selbstverständnis der traditionellen Naturheilkunde. Sie schlägt aber auch den Bogen hin zur täglichen Praxis mit unmittelbar anwendbarer Therapie der Person. Profund zeigt sie das Werden in der Natur, von der Idee, über das Prinzip bis hin zur körperlichen Tatsache. So lässt sich erkennen, weshalb Dinge in der Natur sind wie sie sind. So lassen sich aber auch selbstständige und individuelle Therapien entwickeln und begründen.

Dabei muss man kein „Humoralpathologe“ sein oder werden. Man muss lediglich die Vorgaben der Natur kennen, beachten und umsetzen. Einerlei ob als Physiotherapeut, Homöopathin oder in der Psychotherapie tätiger Therapeut, die Grundlage, die Natur, bleibt immer dieselbe.

Möge das Buch große Verbreitung und eine geneigte Leserschaft finden zum Wohle aller, Patienten und Therapeuten.

Nürnberg im Dezember 2019
Michael Schünemann

1. Anfang – Was ist traditionelle Naturheilkunde

1.1 Elementenlehre

Die traditionelle Naturheilkunde, die auch klassische Naturheilkunde genannt wird, die traditionelle chinesische Medizin (TCM) und der Ayurveda sind die drei bekanntesten, traditionellen, naturheilkundlichen Medizinsysteme, die parallel zur heutigen Schulmedizin noch angewendet werden. Diese drei Medizinsysteme haben eine Gemeinsamkeit, die für ihr Verständnis von großer Bedeutung ist: ihnen liegt eine Elementenlehre zugrunde.

Eine Elementenlehre geht davon aus, dass die gesamte Welt (Makrokosmos) von elementaren Kräften beherrscht wird und dass das Wirken dieser elementaren Kräfte im Makrokosmos Gesetzmäßigkeiten unterliegt, die auch im Mikrokosmos Lebewesen/Mensch wirken. Diese Betrachtungsweise ist ein wesentliches Charakteristikum der Naturheilkunde.

Ein solches Verfahren, über Gesetzmäßigkeiten vom Allgemeinen (Makrokosmos) auf das Individuelle (Mikrokosmos) zu schließen, wird als Deduktion[1] bezeichnet. Die Schulmedizin impliziert dagegen ein induktives Verfahren; eine wissenschaftliche Methode bei der vom besonderen, untersuchten Einzelfall auf das Allgemeine, Gesetzmäßige geschlossen wird.

In naturwissenschaftlich begründeten Studien findet die Schulmedizin ihr Wissen durch immer genauere Kenntnis der Materie aus der der Mensch besteht. Es kommt zu einer immer feiner werdenden Analyse des Stofflichen in seine kleinsten Bestandteile, die gemessen, gewogen (Quantitäten) und in ihren chemischen und physikalischen Reaktionen beschrieben werden. Da es um Kenntnisse von Materie geht, ist ihr Wissen immer nachweisbar und Reaktionen sind wiederholbar, um das Kriterium von Wissenschaftlichkeit zu erfüllen. Die Errungenschaften dieser Medizin für die Menschheit sind unbestreitbar: vor allem die Entdeckung und Bekämpfung von Erregern, Anästhesie und Schmerzbekämpfung, sowie immer weniger belastende Operationstechniken haben in den letzten einhundert Jahren zu einer verlängerten Lebenszeit geführt und die Lebensqualität verbessert.

1 Laut Duden: Deduktion, lat deducere, das Abführen, Ableiten. Ableitung des Besonderen und Einzelnen vom Allgemeinen; Erkenntnis des Einzelfalls durch ein allgemeines Gesetz.

Trotzdem existieren viele Beschwerden, funktionelle Störungen und Erkrankungen, für die es keine schulmedizinische, wissenschaftlich begründbare Therapie gibt. Oder die mögliche Therapie hat so viele Nebenwirkungen, dass sie von den Patienten abgelehnt wird. Hier können die traditionellen Medizinsysteme helfen.
Diese Disziplinen führen ebenso wie die Schulmedizin zu Wissen über den Menschen, jedoch von einem anderen Standort und Blickwinkel ausgehend.
Verschiedene Sichtweisen haben ihre Grenzen, aber sie könnten sich idealerweise ergänzen. Doch das können sie nur sinnvoll, solange nicht eine von beiden – quasi monotheistisch - den Anspruch hat, die alleingültige Sichtweise auf die Wahrheit zu sein.
So ist es notwendig, dass eine naturheilkundliche Behandlung Wissen der Schulmedizin einschließt und berücksichtigt. Und es wäre wünschenswert, dass in der Schulmedizin die Naturheilkunde mit ihren nebenwirkungsfreien Behandlungsmöglichkeiten ernst genommen wird, statt ihre Erfolge als z. B. Placeboeffekt ab zu tun.
Das vorliegende Buch versteht sich auch als Einführung in die Grundlagen der traditionellen naturheilkundlichen Betrachtungsweise und ihrer Elementenlehre.

1.2 Das Denkmodell

Das naturheilkundliche Denkmodell hat also zur Grundlage, von abgeschauten Prinzipien in der Natur (Makrokosmos) auf Vorgänge im Menschen (Mikrokosmos) zu schließen, so dass der Mensch als Teil der Natur gesehen wird. Aber um hier Prinzipien zu begreifen, braucht es ein Denkmodell.
Denn eine zusammenfassende Darstellung der Strukturen, die wir „Natur" nennen, ist nicht möglich.
Im menschlichen Körper zum Beispiel laufen so viele Reaktionen gleichzeitig und hochkomplex vernetzt ab, dass ein Mensch sie nicht in allen Zusammenhängen gleichzeitig erfassen kann. Menschliches Denken ist linear, denn wir können nur einen Denkvorgang nach dem anderen nachvollziehen. Allein durch diese Beschränkung bräuchten wir Stunden, um bloß eine Minute des komplexen Körpergesamtgeschehens annähernd vollständig nach zu vollziehen.
Deshalb ist eine zusammenfassende Darstellung hochkomplexer Vorgänge nur mittels Vereinfachung für den Menschen vorstellbar.
Eine vereinfachte Darstellung, die Erforschung erleichtert und ermöglicht, wird als Modell bezeichnet. Der Begriff Modell leitet sich aus dem lateinischen Wort „modellus" ab und wird mit Muster, Vorbild oder Entwurf übersetzt.
Ein Modell als vereinfachte Darstellung wird auf der Grundlage von Struktur-, Verhaltens- und Funktionsanalogien geschaffen. Es muss den beschriebenen Gegenstand so darstellen, dass der Wahrheitswert vom beschriebenen Gegenstand und Modell übereinstimmen.

So ist ein Modell eine Abstraktion und auch immer eine Interpretation der Strukturen, die es repräsentiert.
Joachim Broy schrieb zu dem Thema Denkmodell[2]:

> *„Noch einmal sei darauf hingewiesen, dass der Kapazität des menschlichen Denksystems Grenzen gesetzt sind. Und das die Verwendung von Modellen eine unvermeidbare Methode ist, um – mit dem menschlich beschränktem Bewusstseinsumfang – hochkomplexe Sachverhalte erfassen zu können. Das impliziert, dass Modelle vereinfachte Repräsentanten der Wirklichkeit sind, und somit zwangsläufig von der Wirklichkeit des Lebens mehr oder weniger weit entfernt. Diesem Umstand waren sich die griechischen Naturphilosophen und Ärzte sehr wohl bewusst. Die antiken Ärzte verstanden den Weg zur Erkenntnis des Menschen als die Suche nach den Prinzipien, nach denen seine Natur funktioniert."*

Dass ein Modell bzw. eine Theorie nicht in allen Einzelheiten die Wirklichkeit abbilden kann, muss also dabei in Kauf genommen werden. In der Antike bestand kein Zweifel darüber, dass die Theorien von den Elementen, Kardinalsäften usw. nur im Sinne von Symbolen und Metaphern zu verstehen sind.
Theoretische Denkmodelle dienen der Komplexitätsreduktion und besitzen in der Biologie und Medizin einen wichtigen Stellenwert, um bei Erklärungen zu helfen. Dazu zwei bekannte Beispiele:

- *Das Herz ist eine Pumpe und die Gefäße sind Röhren.*
  Zwar pumpt das Herz tatsächlich Blut, aber mit einer der üblichen Pumpen hat es nur wenig Ähnlichkeit. Denn sonst wäre die Konstruktion eines künstlichen Herzens kein sonderlich schwieriges Problem. Das Herz ist mit seinen kontraktilen und elastischen Fasern, der Oberflächenverkleinerung während der Systole, seinem Klappenmechanismus und der autonomen, kybernetischen[3] Regelung ein hochkomplexes Organ. Die am Herzen ansetzenden Blutgefäße sind auch keine simplen Röhren: die kontraktile und elastische Querdynamik der Arterien, die Längsdynamik der Venen mit ihrem Transportsystem sind alles andere als einfache Schläuche; vom Endstromgebiet, wo die Gefäße in das Gewebe übergehen ganz abgesehen.

- *Die Nieren sind ein Filter.*
  Die Nieren werden gerne als Blutfilter bezeichnet, aber es besteht keinerlei Ähnlichkeit mit einem herkömmlichen Filter, wie z. B. einem Kaffee-Filter. Diesem fehlt zweierlei im Vergleich zu den Nieren: einmal die Fähigkeit gleichzeitig auch in umge-

2 Broy, Joachim, Gedanken zur Naturheilkunde, 2001
3 Die Kybernetik wurde 1947 von dem amerikanischen Mathematiker Norbert Wiener geprägt. Darunter versteht sich eine Forschungsrichtung, die Gesetzmäßigkeiten im Ablauf von Regel- und Steuerungsvorgängen in Technik, Biologie und Soziologie untersucht und vergleichend betrachtet.

kehrter Richtung zu arbeiten und – vor allem – die Funktionalität, das jeweils Richtige zu tun.

Dennoch kommt man in der Praxis mit einem vereinfachten Denkmodell ganz gut zurecht – solange die Grenzen des Denkmodells bekannt sind und keine abenteuerlichen Schlussfolgerungen gezogen werden, z. B., dass das Herz einfach durch eine künstliche Pumpe zu ersetzen sei.

Bei dem Thema Naturheilkunde steht für viele Menschen im Vordergrund, dass mit „natürlichen Mitteln" behandelt wird, die auch umweltverträglich sind. Doch „natürliche Mittel" kann jeder auch nach Empfehlung oder Werbeversprechungen anwenden, ohne dabei Naturheilkunde auszuüben. Modell und Theorie sind notwendig, denn sie geben Wege und Regeln vor, um Diagnose und Behandlungskonzept zu erstellen. Ohne die zugehörigen theoretischen Kenntnisse, auf deren Grundlage und mit deren Hilfe der Behandelnde die Therapie individuell für jeden Patienten entwickelt, ist eine praktische Ausübung der traditionellen Naturheilkunde nicht möglich.
Dann kann man zwar naturheilkundliche Verfahren anwenden, nach dem Schema: meist hat bei Krankheit XY das Mittel, die Diät, die Akupunkturnadelung XY geholfen. Diese linearen Zuordnungen sind einfach zu lernen und von daher effizient, aber solche Anwendungen sind eigentlich ein Ausprobieren. Man wendet dann „Erfahrungsmedizin" an. Das hat natürlich auch seine Berechtigung, bleibt aber weit hinter den Möglichkeiten der klassischen bzw. traditionellen Naturheilkunde zurück.

1.3 Historische Wurzeln in der antiken Naturphilosophie

Das Gedankenmodell der traditionellen Naturheilkunde entwickelte sich aus der Naturphilosophie der griechischen Antike. Vor dieser Zeit und bis zur Ausbreitung des Christentums war der Äskulap-Kult sehr verbreitet[4]. In seinen Kultstätten wurde die Behandlung von Priesterärzten ausgeübt, denn Krankheit wurde als eine Aufgabe gesehen, die die Götter dem Menschen zum Zweck seiner Entwicklung auferlegt hatten. So war es für die Heilung nötig den Sinn der Krankheit zu erfahren, den hinter der Krankheit liegenden Willen der Götter. Wenn dieser nicht durch Deutung des Standes der Sterne, Vogelflug und andere Weissagungsmöglichkeiten in Erfahrung zu bringen war, konnte man auch ein Heiligtum des Äskulap besuchen. Dort unterzog man sich Fasten- und anderen Reinigungsritualen, um dann in einem besonderen Raum zu schlafen. Während des Schlafes sollte sich der Wille der Götter über Träume offenbaren und die Erfüllung des göttlichen Willens konnte dann von der Krankheit befreien.

4 Äskulap ist die römische Bezeichnung für Asklepios, den griechischen Gott der Heilkunde. Er wurde ursprünglich in Schlangengestalt verehrt; daher sein Schlangenstab, der Äskulapstab. Seine Tochter ist die Gesundheitsgöttin Hygieia.

Die Existenz des Menschen war damit von Göttern fremdbestimmt.
Allerdings waren die Götter Griechenlands keine allmächtigen Götter. Auch über sie herrschte das Schicksal. Luciano de Crescenzo schreibt dazu:

> *„Die Religion in Griechenland war nicht sehr religiös. Die Götter hatten fast alle Laster der Sterblichen; sie stritten sich, tranken, logen, setzten sich gegenseitig Hörner auf usw. Man darf sich also nicht wundern, wenn sich der Respekt des Volkes vor diesen Göttern in Grenzen hielt; sie ehrten sie, gut, aber doch ohne zu übertreiben. (...) Der religiöse Aspekt im antiken Griechenland ist meiner Meinung nach deshalb so wichtig, weil die Geburtsstunde der Philosophie gerade im Übergang von der abergläubischen Welt der (...) Riten zu jener wissenschaftlichen der ersten Naturbeobachter liegt."*[5].

Es herrschte also in Griechenland eine Religion, die das Nachdenken über die Natur und auch das Stellen der Frage „Warum ist das so?" erlaubte. Keine Selbstverständlichkeit, wenn man bedenkt in welchem Ausmaß eine Glaubensvorstellung, eine Religion dem Denken „Scheuklappen anlegen" kann.
Die Welt neugierig erleben, selbst nachzudenken und das Universum zu deuten – nicht mehr alles Unerklärliche den Göttern zuzuschreiben, das wird in der Philosophie als Anfang des abendländischen Denkens gesehen.
Die „wichtigsten" Naturphilosophen in diesem Kontext waren: Thales von Milet, Anaximander, Pythagoras, Heraklit und Empedokles. Aus ihren philosophischen Naturbetrachtungen entwickelte sich das Denkmodell, das dann das „Corpus Hippokraticum" möglich machte. Das Corpus H.[6] ist das erste überlieferte Werk einer rationalen Medizin in Europa:
Der Makrokosmos „Welt" erscheint im Mikrokosmos „Mensch" über eine Qualitäten- und Elementenlehre abstrakt erfassbar.
Das dabei angewendete deduktive Verfahren gliedert den Menschen, gesehen als ein halboffenes System[7], bescheiden in die Schöpfung ein.

---

5 de Crescenzo, Luciano „Die Geschichte der griechischen Philosophie, Band I"

6 Das Corpus Hippocraticum (genannt auch hippokratische Schriften) ist eine Sammlung von mehr als 60 antiken medizinischen Texten, die zwischen dem 6. Jahrhundert v. Chr. und 2. Jahrhundert n. Chr. entstanden sind und ab dem 3. Jahrhundert v. Chr. vor allem in Alexandrien zu einem Gesamtkorpus zusammengetragen wurden.

7 Unter einem System versteht man laut Duden ein „aus mehreren Teilen zusammengesetztes und gegliedertes Ganzes". Zwischen den verschiedenen Teilen herrschen bestimmte Beziehungen und Regeln. Da der Mensch mit seiner Umgebung verbunden ist, sie sich als feste und gasförmige Nahrung sogar einverleibt, kann er nicht als ein geschlossenes System betrachtet werden – deshalb die Bezeichnung: halboffenes System.

1.4 Traditionelle Naturheilkunde und traditionelle chinesische Medizin

Ich möchte hier kurz auf die traditionelle chinesische Medizin (TCM) eingehen, weil beide Systeme Gemeinsamkeiten haben. Auch weil das Verständnis der Einen das Verständnis der Anderen fördert und vertieft.

Während sich aber die TCM als ein relativ klar umrissenes traditionelles Medizinsystem darstellt, dessen Studium heute noch, auch an Hand übersetzter, antiker Texte möglich ist, gilt das nicht für die klassische Naturheilkunde. Denn es gibt für die klassische Naturheilkunde keine vollständigen Lehrbücher. Zwar ist das Corpus H. ein Grundlagenwerk, aber es ist nicht leicht zu lesen und zu verstehen. Zur klassischen Naturheilkunde gehören auch noch viele spätere Autoren wie Galen, Dioskurides, Hildegard v. Bingen, Rademacher, Aschner und vor allem Hufeland. Doch auch diese Autoren sind teilweise nicht leicht zu lesen und zu begreifen. Das liegt zum einen an der Ausdrucksweise und Sprache, die für uns heute zum Teil nur schwer verständlich ist, zum anderen an Änderungen der Sichtweise im Laufe der Jahrhunderte. So ist zum Beispiel das Verständnis des Elementes „Erde“ in der Antike ein anderes als bei Hildegard v. Bingen im Mittelalter:

In der Antike verstand man darunter Stoffe, die Unbelebbares enthalten und die der Körper zum größten Teil ausscheiden muss. Hildegard v. Bingen bezeichnet mit „Erde“ auch ein Lebenskraft vermittelndes Prinzip, welches sie als „Grünkraft“ bezeichnet.

So ist die klassische Naturheilkunde das über knapp zwei Jahrtausende gewachsene Medizinsystem, das bis zur Industrialisierung angewendet wurde.

Es gibt also nicht „die klassische Naturheilkunde“, sondern es gibt klassische Naturheilkunde vor dem jeweiligen geschichtlichen Hintergrund. Und damit ist die klassische Naturheilkunde auch ein Spiegel der wechselnden Geschichte Europas.

Sie wurde durch Zeitgeist, Moden, Entdeckungen – und entsprechende Irrtümer bzw. Sackgassen beeinflusst. Dabei hat sie sich, auch durch Vereinfachungen und Schematisierungen oft so weit von ihrem Grundlagenwerk entfernt, dass es zu falschen Anwendungen kam. Vor allem wenn sie aus lukrativen Zwecken für Laien anwendbar gemacht werden sollte. Eine Problematik mit der wir heute konfrontiert sind, wenn wir uns mit standardisierten „De-Tox“ Kuren und „De-Tox Präparaten“ beschäftigen.

Über Simplifizierung kann Wissen so verflachen, dass aus Wahrheiten Lügen werden. Denkfaul oder in Unkenntnis der Materie sucht man einfache, „effiziente“ Zuordnungen zwischen Mitteln und Symptomen und bringt damit letztendlich eine Methode in Verruf. Im Mittelalter galt das zum Beispiel für die oft wahllos durchgeführten Aderlässe; zum Teil mit tödlichem Ausgang.

Nun könnte man meinen, nur was auf die Dauer verstanden und gelehrt werden konnte und was der Gesundheit half wurde weiter überliefert. Leider ist dem aber nicht immer so. Der Wunsch an Wunder glauben zu wollen, ist so alt wie die Menschheit – so gibt es

Überliefertes, das eher zum Bereich der Folklore gehört, wie z. B. Liebestränke oder Pillen zur Gewichtsabnahme, die keine Nebenwirkungen haben.
Ganz im Gegensatz steht dazu die Entwicklung der TCM wie Professor Dr. Paul U. Unschuld sie eindrucksvoll und spannend in seinem Grundlagenwerk „Traditionelle Chinesische Medizin"[8] beschrieben hat. Das Denkmodell der TCM wurde vor allem von einer politischen Epoche geprägt:
Demnach ist das noch immer gültige Lehrbuch der TCM auf das 1. oder 2. Jh. v. Chr. datiert. Entsprechend der Stabilität des politischen Systems konnte auch die medizinische Tradition weiter gegeben werden. Ich zitiere im Folgenden aus seinem oben genannten Buch:

> *„Nach mehreren Jahrhunderten kriegerischer Auseinandersetzung unter zahlreichen Kleinstaaten, gelangte der König von Qin 221 v. Chr. zur Herrschaft und einte „das Reich der Mitte". (...). Die neuen politischen Strukturen, die er nach nicht einmal zwei Jahrzehnten an der Spitze des geeinten Chinas hinterließ, prägten sich derart nachhaltig in das Bewusstsein eines Teiles der damaligen chinesischen Elite ein, dass sie für eine lange Zeit auch die Sicht auf die Strukturen des menschlichen Organismus beeinflussten – der Körper glich dem Staat. Das Bemühen, den Körper in Gesundheit zu halten und aus Krankheit wieder in Gesundheit zu führen, sollte denselben Gesetzen folgen wie die Befriedung der Gesellschaft. Die damaligen Beobachter von Staat und Körper sahen in diesen beiden Bereichen keine Unterschiede. Für Regieren und für das Therapieren verwendeten sie ein und dasselbe Wort: zhi, neutral zu übersetzen als ordnen."*

Die TCM ist bis heute durchaus als eine „Ordnungstherapie" zu verstehen. Krankheit als Zustand der Unordnung, der durch entsprechende Ordnungsmaßnahmen wieder zur Gesundheit gebracht wird.
In diesem Sinne ist aber auch die traditionelle Naturheilkunde eine Ordnungstherapie.

8 Professor Unschuld, Paul Ulrich „Traditionelle Chinesische Medizin", Verlag C.H. Beck, 2014. Professor Unschuld bespricht in seinem oben genannten Buch auch eine mögliche Beziehung zwischen dem Corpus Hippokrates und dem ältesten bekannten Text der chinesischen Medizin: Den „Reinen Fragen des Inneren Klassikers des Gelben Gottesherrschers". Dieses Buch wurde im ersten oder zweiten Jahrhundert v. Chr. aus Texten mehrerer unbekannter Autoren zusammengestellt. Es konstruiert in weiten Teilen einen Dialog zwischen dem Gelben Gotteskaiser und einem fiktiven Gesprächspartner Qi Bo, wobei der Gotteskaiser der Fragende und Qi Bo der Antwortende ist. Der Name Qi Bo mag ein fernes Echo des Namens des Hippokrates sein, dem damals möglicherweise bereits über die Grenzen des östlichen Mittelmeerraumes und Vorderasiens hinaus legendären Begründer der antiken griechischen Medizin.

Was die beiden traditionellen Medizinsysteme unterscheidet ist vor allem die Bedeutung der Elemente:
In der traditionellen chinesischen Medizin spricht man von den Wandlungsphasen (einer Funktion), die durch fünf Elemente dargestellt sind:

- Das Element Holz steht für den Beginn einer Handlung – mit allem was es an Planung und Vorspannung dazu gibt.
- Das Element Feuer steht für den Höhepunkt der Aktion einer Handlung.
- Das Element Erde ist dann der Umschlagspunkt, wenn aus der Handlung etwas Konkretes hervorgeht.
- Das Element Metall ist der Beginn der Konkretisierung.
- Das Element Wasser ist schließlich das Ergebnis des Prozesses: das konkret Geschaffene.

Die Elemente in der traditionellen chinesischen Medizin beziehen sich also auf funktionelle Zustände.
In der traditionellen Naturheilkunde repräsentieren die Elemente dagegen das Zusammenspiel von Materie und Energie. (Ayurveda, Elemente s. Anhang)

2. Das Paradigma der Naturheilkunde

Ich werde im folgenden Kapitel Joachim Broy zitieren[9] und wiedergeben, weil er in einzigartiger Weise die Weltsicht das Paradigma der traditionellen Naturheilkunde vermitteln konnte.

„Leben und Individuum sind beide als Modifikation einer gemeinsamen, ursprünglichen Idee aufzufassen. (Aristoteles).
Im Menschen manifestiert sich die Natur.
Dabei werden zwei entgegengesetzte Tendenzen deutlich: Zum einen die Erschaffung eines endlichen, vergänglichen Substrates, zum anderen das Postulat eines organisatorischen Prinzips aus dem Organismus und das Leben hervorgehen. Die Organisation, wichtigster Grundbegriff der traditionellen Medizin, stellt sich dar als Transmitter zwischen Naturkraft und Produktion des Stofflichen.
Gesundheit und Krankheit sind im Wesentlichen Resultate des Verhaltens sich selbst organisierender Systeme.
Im Gegensatz zum Zustand der Leblosigkeit, welcher gekennzeichnet ist durch die Beharrung und Unveränderlichkeit, manifestiert sich die lebende Natur durch unaufhörliche Veränderung im Raum-Zeit-Modell. Der Komplex von Bedingungen (der zu diesen Veränderungen führt) beeinflusst weder ausschließlich eine Substanz oder ein Organ, als vielmehr den Organismus als Ganzes, auch wenn sich diese Einwirkungen scheinbar nur auf einen Teil richten.“[10]

Mit diesen Sätzen ist Grundlegendes über die Weltsicht der traditionellen Naturheilkunde ausgesagt.
Heraklit schrieb, dass die Seele ein Organ sei wie jedes andere, man könnte sie nur nicht sehen und dass die Seele sich ihre Organe schaffe, wobei der Begriff Organ mit Werkzeug übersetzt werden sollte.
Ob man als Ursprung der Welt nun Gott und Göttin sieht, die Leben und Natur geschaffen haben, oder ein schöpferisches Prinzip, spielt für das Verständnis der traditionellen Naturheilkunde[11] keine Rolle.

9 Broy, Joachim, „Gedanken zur Naturheilkunde“, 2001
10 dto.
11 Allerdings bekennt sich die traditionelle Naturheilkunde zu der Auffassung, „dass in der materiellen Welt die Ausbildung höherer Qualitäten nur durch übermechanische, nicht materielle Einflüsse möglich sei.“ Während die moderne Wissenschaftstheorie postuliert, dass sich das biologische Substrat grundsätzlich autonom zu selbstoptimierenden Systemen vereinigen und ordnen kann.

Aber grundlegend für das Verständnis ist, dass der Mensch:

- Ausdruck der Natur ist
- mit einer individuellen Lebenskraft ausgestattet ist
- es im Menschen ein Organisationsprinzip gibt, was sich unter anderem in der Gerichtetheit der Selbstheilungskräfte zeigt
- in seiner Ganzheit reagiert
- als ein halboffenes System gesehen wird, das komplex mit seiner Umwelt interagiert. Dabei ist der Mensch aus vielen Subsystemen mit unterschiedlichen Hierarchien zusammengesetzt

2.1 Das Prinzip der Ganzheit

Von Heraklit bis zur Mitte des 19. Jahrhunderts galt allgemein die Auffassung, dass es das Leben selbst ist, das sich seine Organe (griech. Organon = Werkzeug) schafft. Diese Sichtweise ist von besonderer Bedeutung, denn sie ist das wesentliche Unterscheidungsmerkmal zwischen dem Organverständnis der klassischen Naturheilkunde und dem der Schulmedizin.

Vor dem Hintergrund, dass das Phänomen des Lebens die „Ursache" für die Existenz des menschlichen Körpers ist, wird der Mensch als eine Ganzheit gesehen.

Dazu noch einmal Joachim Broy:

> *„Eine Ganzheit ist ein System, dessen Eigenschaften und Verhalten sich nicht aus den Eigenschaften und Verhaltensweisen seiner Einzelteile erklären lässt … (…)*
>
> *Ein ganzheitliches System besitzt grundsätzlich Funktionseigenschaften, die keines seiner Teile besitzt und nur durch das Beziehungsnetz seiner Elemente bzw. Elementarprozesse zustande kommt. (…) Keines seiner Teile repräsentiert das Ganze, denn keines der Teile besitzt die Eigenschaften des Ganzen.*
>
> *Die Ganzheitsbetrachtung muss daher auf ein Denkmodell verzichten, das seine Struktur aus der Analyse der Einzelteile herleitet. Damit steht dieses Denkmodell der traditionellen Naturheilkunde (mit dieser ganzheitlichen und systemischen Sicht) in diametralem Gegensatz zur universitären Formulierung der modernen Schulmedizin.*
>
> *Eine biologische Ganzheit ist so konzipiert, dass eine oder mehrere Störungen ihrer Integrität mittels spezifischer Strategien des körperlichen und seelischen Verhaltens unwirksam gemacht werden.*

Eine Ursache allein dürfte demnach kaum imstande sein, die Stabilität eines integren Systems in Frage zu stellen. In der Naturheilkunde wird darum mehr von verursachenden Bedingungen als von Einzelursachen gesprochen. Erst ein gewisser Komplex störender Bedingungen, der von der Ganzheit nicht mehr toleriert werden kann, führt zu Störungen der Gesundheit zur Krankheit[12].

Nach Beseitigung einiger dieser Bedingungen vermag die Selbstorganisation, die Gesundheit wieder herzustellen. Naturheiltherapie ist zu einem großen Teil ätiologische Therapie und grundsätzlich bestrebt, die Integrität des Organismus wieder herzustellen. Sie muss darum auf die dem Menschen eingeborenen Kräfte des Selbstheilungsvermögens vertrauen."[13]

Die Anregung der Selbstheilungskräfte ist deshalb das oberste Gebot einer ganzheitlichen Therapie.

„Ein Organismus ist nicht die Summe seiner Teile, sondern alle Teile sind in ihrem Sein und ihren Funktionen gegenseitig bedingt und abhängig. (E. Fischer)"[14]

Entsprechend definiert Otto Koehler die biologische Ganzheit danach, dass es in ihr eine (lineare) Verkettung von Ursache und Wirkung nicht geben kann.
Das bedeutet für die naturheilkundliche Praxis, dass Krankheit XY nicht grundsätzlich mit Mittel XY behandelbar ist.
Dazu ein Beispiel: Zwar zeigt die Erfahrung, dass Ohrenschmerzen sich häufig erfolgreich mit dem homöopathischen Mittel Pulsatilla behandeln lassen, aber in vielen Fällen versagt das „Erfahrungsmittel" vor dem spezifischen Einzelfall, denn wir behandeln einen Menschen – in seiner individuellen Ganzheit und nicht isoliert seine Krankheit oder seine Symptome.
Hingegen ist die Zuordnung von Krankheit und Mittel in der Schulmedizin eher üblich, denn es wird „gegen" die Erkrankung vorgegangen, wenn bakterielle Erreger mit Antibiotika bekämpft werden oder Entzündungen mit Cortison behandelt werden. Da so steuernd in die Funktionen des Körpers eingegriffen wird, kann es auch zu Nebenwirkungen kommen. Wenn aber eine Erkrankung das Vermögen der Selbstheilungskräfte übersteigt und so eine Gefährdung des Lebens möglich wäre, muss man Nebenwirkungen in Kauf nehmen und akzeptieren. Denn dann ist das Steuern „gegen die Erkrankung" und nicht das regulierende Vorgehen „mit den Selbstheilungskräften" notwendig.
Unter dem Aspekt der Anregung der Selbstheilungskräfte erklärt sich auch, warum chronische Erkrankungen und Funktionsstörungen eine Domäne der Naturheilkunde sind.
Die Stärke der Selbstheilungskräfte und damit das Vermögen eine Krankheit zu überwinden sind auch abhängig von der Lebenskraft.

12 Krankheit ist ein Zustand am Rande der Anpassung.
13 Broy, Joachim, Gedanken zur Naturheilkunde
14 Broy, Joachim, Gedanken zur Naturheilkunde

2.2 Die Lebenskraft

Die Lehre von der Lebenskraft (Vitalitätslehre) ist ein weiteres, wesentliches Fundament der Naturheilkunde. Sie entscheidet unter anderem über die Intensität der Therapie, denn ein geschwächter Mensch braucht andere therapeutische Reize als ein Mensch, der in seiner normalen Kraft ist.

Ohne diese Lebenskraft ist in der traditionellen Naturheilkunde kein Leben denkbar. Sie lehnt *„eine ausschließlich nur mechanistisch-physikalische oder chemische Deutung des organischen Lebens ab."*[15] Danach sind die Grundkräfte des Lebens außerhalb von Stoff und Mechanik zu suchen. Jedes lebende Wesen besitzt diesen „übermechanischen Faktor", der über Gesundheit, Krankheit und in letzter Instanz den Tod entscheidet.

Einige der wichtigsten Leitsätze der Vitalitätslehre lauten:

> *„Durch die Lebenskraft wird der Körper aus der mechanistischen und chemischen Welt in eine neue, organisch belebte versetzt. Dadurch sind für biologische Organisationen Naturgesetze nur mit Einschränkung gültig. Alle Eindrücke im belebten Körper werden anders modifiziert und reflektiert als im Unbelebten."*[16]

Was als krankmachend zu gelten hat ist darum nur in Relation zur Person zu sehen; es ist nicht allgemein gültig.

Allenfalls können statistische Angaben gemacht werden.

Die Heilkraft der Natur liegt in der Lebenskraft des Individuums; sie schützt, unterdrückt, heilt.

Die Heilkraft der Natur ist aber keine „besondere Kraft"; vielmehr begründet sie sich in der Einheit und Organisation des Körpers.

An einer Heilung nimmt daher der ganze Körper teil. Jeder Teil kann dazu beitragen. Für Hufeland diente der normale Krankheitsverlauf der Wiederherstellung der Integrität.

Die Lebenskraft äußert sich:

- Durch den allgemeinen Zusammenhang des Körpers (Kohäsion der Organe);
- Durch die verhältnismäßige Festigkeit des Körpers (Tonus[17] und Turgor[18]; kontraktile Grundfunktion);
- Durch die Energiegewinnung und Regeneration im Körper mit allen zugehörigen Stoffwechselvorgängen;
- Durch die Äußerungen des Organismus während der Krankheit (Symptome)

15 Broy,Joachim, Gedanken zur Naturheilkunde, 2001

16 dto

17 die elastischen und kontraktilen Eigenschaften von Geweben vermitteln die Gewebespannung, die man Tonus nennt.

18 die Flüssigkeitsmenge der Gewebe vermittelt die entsprechende Spannung durch Flüssigkeit, den Turgor.

3. Die Lehre von den Polaritäten

Diese Lehre gehört zu den theoretischen Grundlagen der klassischen Naturheilkunde, ebenso wie das anschließende Kapitel über Qualitäten und Elemente.

3.1 Geschichte und Philosophie

Die Vorsokratiker (Thales, Anaximander, Heraklit, Pythagoras, Empedokles u. a.) wurden mit dem Sammelbegriff ionische Naturphilosophen bezeichnet. Der Gegenstand ihrer Philosophie war die Natur. Nämlich die Bestimmung der Prinzipien mit denen Natur erkannt (und als Gegenstand bestimmt) werden kann. Zu diesen Prinzipien gehörte das Polaritätsprinzip. „Polos" kommt aus dem Griechischen und heißt Achse.
„Polar" bedeutet gegensätzlich und bei wesenhafter Zugehörigkeit nicht vereinbar, z. B. Schein/Wirklichkeit, Nord/Süd, lebendig/tot, echt/unecht.
Als wichtigster Vertreter der Polaritätenlehre bzw. Gegensatzlehre gilt Anaximander von Milet. Er lebte von ca. 610–546 v. Chr. und schuf den Begriff des „apeiron", des Urstoffes. Anaximander postulierte, dass:
„alle Dinge durch Trennung in Gegensätze aus diesem Urstoff entstehen".
So entstanden infolge dieser Trennung bzw. Polarisation aus „dem Urstoff" die Primärqualitäten:

- Das Warme (im Sinne von Fülle an Energie)
- Das Feuchte (im Sinne von Fülle an Materie)

Die sich daraus ergebenden Gegensätze bzw. Polaritäten sind:

- Das Kalte (im Sinne von Mangel an Energie)
- Das Trockene (im Sinne von Mangel an Materie)

Heraklit von Ephesos lebte von ca. 550 – 480 v. Chr. Er sah das Feuer als Anfang und Ende aller Dinge. Seiner Meinung nach war die Wirklichkeit

> *„ein ständiges Fließen und sich verändern der Dinge. Jedes Objekt, ob belebt oder unbelebt, befindet sich in einem fortwährenden Verwandlungsprozess. (...) „Panta rhei", alles ist in Bewegung; man kann nicht zweimal in den gleichen Fluss steigen. Symbol (und Quelle) dieses ewigen Wechsels ist das Feuer (...). Nach Heraklits Vorstellung „ist die Welt ein gewaltiges Kampffeld, auf dem sich mehr oder weniger gleich starke Kräfte begegnen. Der Kampf ist also nicht die Ausnahme, sondern die Gesetzmäßigkeit des Lebens, ja er ist das Leben selbst und die Menschen müssen ihn als eine Form der natürlichen Gerechtigkeit annehmen. (...)*

Das Entgegengesetzte passt zusammen, aus dem Verschiedenen ergibt sich die schönste Harmonie und alles entsteht auf dem Weg des Streitens (...).

Der Krieg ist der Vater aller Dinge. Was wäre die Welt (...)"[19]*, fragte sich Heraklit, wenn es den Kampf nicht gäbe? Ein grauenhafter, verlassener Ort des Todes. „Krankheit macht die Gesundheit angenehm, Schlimmes das Gute, Hunger die Sättigung, Anstrengung die Ruhe."*[20]

Die Bedingtheit von Gegensätzen ist ein universelles Lebensprinzip.
Es in seinen Konsequenzen zu begreifen kann helfen, mit der menschlichen Begrenztheit besser zu leben. Denn hier braucht es ein „Anerkennen was ist", um mit der eigenen Natur in Zustimmung zu leben, während fehlende Akzeptanz dazu führt, dass Menschen mit Grenzen, die zum Leben einfach dazu gehören, leidvoll hadern. Oder sich mit Heilsversprechungen und Machbarkeitswahn manipulieren lassen und Dinge kaufen (von Autos über Superfood bis zu Verjüngungskuren und Versicherungen), weil ihnen versprochen wird, dass sie damit ihre Lebensqualität grenzenlos immer weiter optimieren können.
Einige Beispiele der „Bedingtheit von Gegensätzen" aus dem emotionalen Erfahrungsbereich:

- (Be)trauern ist nötig, um sich auch glücklich fühlen zu können.
- Es braucht Ernsthaftigkeit, um von Herzen humorvoll sein zu können.
- Verantwortung übernehmen, um auch die „Leichtigkeit des Seins" fühlen zu können.
- Begrenztheit zu ertragen, um sich im Rahmen seiner Möglichkeiten frei zu fühlen und entfalten zu können.

Friedemann Schulz von Thun schreibt in diesem Sinne – des nötigen Miteinanders von Gegensätzen: „So wirkt sich die Fähigkeit, sein Gegenüber zu akzeptieren, auf die Dauer nur dann konstruktiv für die Beziehung aus, wenn sie gepaart ist mit der Fähigkeit zu konfrontieren; Akzeptation ohne Konfrontation hingegen wird zur konfliktscheuen Harmonisierung und gefährdet die Beziehung ebenso wie fortwährende Konfrontation, die nicht von akzeptierender Haltung begleitet ist und dann zur vernichtenden Entwertung missrät."[21]

19 Dto. De Crescenzo, Luciano, Geschichte der griechischen Philosophie: die Vorsokraktiker, 1985
20 dito
21 Schulz von Thun, Friedemann, Miteinander Reden, Band II

3.2 Yin und Yan

In der traditionellen chinesischen Medizin (TCM) begegnen wir einem ähnlichen Polaritätsprinzip aus der klassischen chinesischen Philosophie mit Yin und Yan. Es sind zwei komplementäre, also sich ergänzende Prinzipien, die den gesamten Kosmos bestimmen. So lässt sich alles einteilen ob es dem Yin oder Yan zugehörig ist. Wobei Yin für das weibliche, dunkle, passive und kalte Prinzip steht, während Yan das männliche, helle, aktive und warme repräsentiert. Im Weiteren heißt es, dass das Yin das Yan hervorbringt und das Yan das Yin bewegt. Als Symbol dafür steht die Monade:

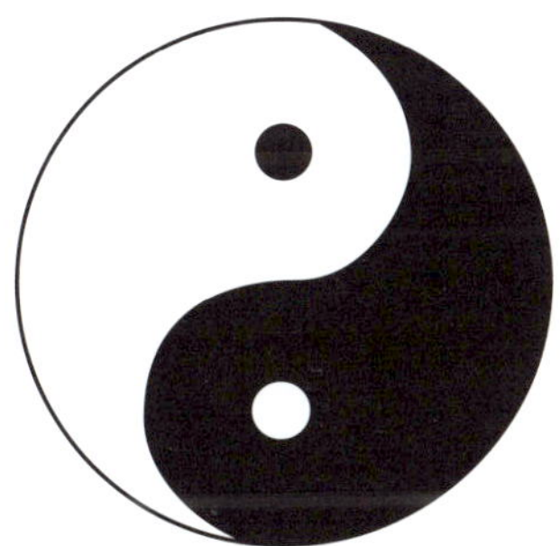

Dabei fällt auf, dass im Yin ein heller Punkt ist und im Yan ein dunkler Punkt. Dies besagt u. a. dass es absolutes Yin oder Yan nicht geben kann. Es ist immer in dem Einen ein Teil des Anderen enthalten. Vereinfacht gesagt:
Ist Alles in Allem enthalten.
Und noch etwas soll die Monade ausdrücken: Extreme berühren sich.
So sind zum Beispiel extreme thermische Reize zerstörerisch für ein Gewebe: Hitze genauso wie Kälte. Es ist eine Verbrennung genauso zerstörerisch wie eine Erfrierung. Grundsätzlich gilt in diesem Sinne: Zuviel von etwas ist ebenso zerstörerisch wie zu wenig.

3.3 Die Polaritätenlehre in der traditionellen Naturheilkunde

Die primären Polaritäten bzw. Urqualitäten gibt es in ihrer absoluten Form nicht in der Natur: Eine absolute Kälte (sie liegt bei 0 Kelvin) und eine absolute Trockenheit (ohne eine Spur von Feuchtigkeit) ist mit dem Leben unvereinbar. Vielmehr gibt es unendlich viele Variationen der Abstufungen zwischen den Polaritäten warm-kalt, feucht-trocken. Die folgenden Grundaussagen der Polaritätenlehre haben das Verständnis der Medizin bis ins 19. Jahrhundert hinein geprägt:

- Zwischen Polaritäten besteht eine Spannung und damit eine Kraft.
- Dies führt zu Wechselwirkungen zwischen den Polaritäten.

- Sie bewirkt Veränderung und Wandel der Dinge, was die Grundlage von Leben, Entstehen und Werden, Gesundheit und Krankheit ist.

Diese Wechselwirkungen sollen nun in Bezug auf die Bedingungen ihrer Funktion genauer betrachtet werden:

- Das Schaffen von Polaritäten bedeutet ein Aufbauen von Spannung und verbraucht Kraft/Energie.
- Beim Ausgleich von Polaritäten wird Kraft bzw. Energie frei.

Die Entfernung der beiden Pole voneinander bestimmt die Stärke der Wechselwirkungen und damit die Stärke von funktionellen Aktionen: Die funktionelle Aktion ist – je nach Abstand – weniger stark bis gering.
Alle physiologischen Abläufe besitzen zwar einen theoretischen Ruhepunkt in der Mitte zwischen dem Höchst- und Tiefst-Potenzial, aber an diesem Ruhepunkt bzw. Null-Potential erlischt jede Kraftäußerung, denn dort wäre die perfekte Harmonie der Kräfte – und das ist mit dem Leben unvereinbar.
Daraus folgt: Leben braucht eine Spannung, ein Gefälle von Energie.
Gesundheit im Sinne von „Heil-Sein" wird in der antiken Medizin deshalb als ein polares Gleichgewicht beschrieben:
der Körpersäfte und dem der Kräfte, welche die Säfte bewegen.

Dieses Gleichgewicht besteht nicht in einem statischen Dauerzustand, sondern Gleichgewichte werden während der verschiedenen Lebensabläufe ständig

- verändert
- bzw. aufgehoben
- und wiederhergestellt

Das nennen wir die Funktionalität des Lebens.
So erfolgt Therapie in diesem Sinne nicht um unmittelbar eine Krankheit zu bekämpfen, sondern um das Gleichgewicht wiederherzustellen das Heilung und Gesundheit ermöglicht.

Dazu ein einfaches praktisches Beispiel: Einschlafstörungen.
Ruhe und Entspannung ermöglichen den Schlaf. Diese Beruhigung kann durch Gedankenaktivität verhindert werden. Wird dann der Gegenpol des Kopfes erwärmt, kann man leichter zur Ruhe finden. Dies geschieht durch eine Wärmflasche oder ein warmes Fußbad. Würden aber die Füße durch eine hautreizende Salbe, die z. B. Rosmarin enthält erwärmt, wäre dies ein aktivierender Reiz, der nicht zum gewünschten Erfolg der Ruhe und Entspannung führen kann.

4. Die Qualitäten

Die so genannten Primärqualitäten wurden im Text über die Polaritätenlehre schon genannt:

- Für den energetischen Aspekt wurde postuliert: warm – und seine Polarität: kalt.
- Für den materiellen Aspekt wurde postuliert: feucht – und seine Polarität: trocken.

Warm und kalt sind somit Graduierungen des energetischen Aspektes.
Das Warme ist weniger kalt als das Kalte bzw. das Kalte ist Abwesenheit von Wärme.
Das Feuchte und Trockene versteht sich entsprechend als Graduierung des materiellen Aspektes:
Das Feuchte ist weniger trocken als das Trockene bzw. das Trockene ist Abwesenheit von Feuchte.
Das klingt zwar sprachlich recht merkwürdig, weil es doch selbstverständlich ist, aber diese Sätze erklären das folgende Achsenkreuz der Qualitäten

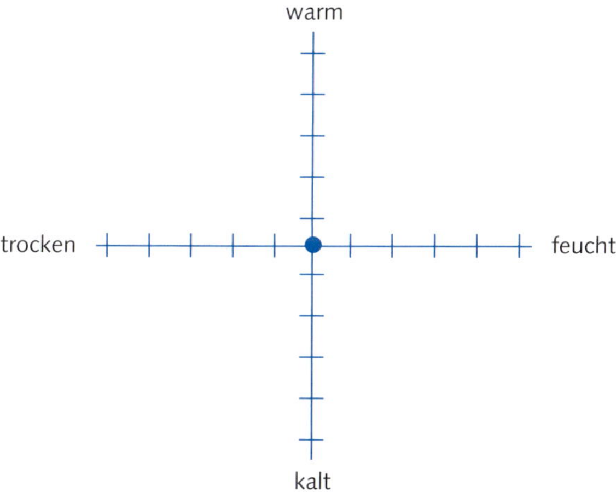

Mit diesem Achsenkreuz lassen sich alle Zustände von Mischungen abbilden, die aus dem Zusammenspiel von Materie und Energie gebildet werden können.
Das Stoffliche benötigt immer Energie für seinen Aufbau. Je komplexer ein Stoff aufgebaut ist, desto mehr Energie braucht es zum Aufbau seiner Struktur (Strukturenergie).
Je mehr Energie ein Stoff enthält (in dieser gebundenen Form der Strukturenergie), desto mehr Energie kann frei gesetzt werden, wenn der Stoff „verbraucht" wird.

Nun hat jeder Mensch seine Erfahrungen und eine Vorstellung von warm/kalt und feucht/trocken. Das macht den Umgang mit der Bezeichnung der Primärqualitäten etwas mühsam:
Denn in der klassischen Naturheilkunde ist damit ein abstraktes Ordnungsprinzip mit einem Begriff belegt den jeder Mensch schon konkret über seine Sinne erfahren hat. Diese Doppeldeutigkeit der Begriffe zieht sich durch die gesamte Qualitäten- und Elementenlehre und sorgt in der heutigen Zeit für Verwirrung und Unverständnis – wenn man nicht weiß, was diese Begriffe im naturheilkundlichen Kontext bedeuten.
Erst einmal möchte ich Ihnen die Primärqualitäten als Ordnungsprinzip vorstellen.

Dazu ein Beispiel: Um uns in einem Gebäude zu orientieren brauchen wir Angaben wie: oben/unten, innerhalb/außerhalb. Wir haben mit diesen Angaben ein Ordnungsprinzip anhand dessen wir uns orientieren können.
Die Primärqualitäten sind ebensolche Angaben – und zwar zur Ordnung des Kosmos. Sie dienen zur Einordnung von Allem was uns in der Natur begegnet, das aus „Materie und Energie" besteht.

Dass dem energetischen Aspekt nun die Primärqualitäten „warm/kalt" zugeordnet sind, ist heutzutage ja noch nachvollziehbar. Aber für den stofflichen Aspekt „feucht/trocken"? Was hat der stoffliche Aspekt „feucht/trocken" mit Materie zu tun? – Das ergibt wenig Sinn. Aber eben nur, wenn wir das konkrete „feucht/trocken" meinen, das sich auf den konkreten Wassergehalt bezieht.
Warum denn nun diese Ordnung nach Qualitäten und nicht nach Quantitäten?
Das ist für unseren Denkapparat doch irgendwie sperrig. Denn wir sind es heutzutage gewöhnt den Menschen zu untersuchen, indem wir ihn vermessen, wiegen etc. und die technischen Möglichkeiten erlauben sehr genaue Bestimmungen um die Frage „Was ist in welcher Menge vorhanden?" zu beantworten. Anhand des Materiellen und damit konkret Nachweisbaren kann die Diagnose gestellt werden und die entsprechende Therapie eingeleitet werden.
„Wo ist welcher Wert zu hoch/niedrig?" Quantitäten spielen für die Therapie der Schulmedizin die entscheidende Rolle. Wenn sie den Richtlinien entsprechen ist der Mensch gesund; dann sollten auch die entsprechenden Organfunktionen zufrieden stellend sein. Ansonsten liegt die Vermutung nahe, dass die Beschwerden psychosomatisch bedingt sind.
Es stellt sich daher für das Verständnis der traditionellen Naturheilkunde die Frage, warum eine Qualität ein Ordnungsprinzip ist.
Weil eine Qualität eine Eigenschaft angibt. Das bedeutet, Träger von Qualitäten haben das Vermögen und Verhalten, die Zustände anderer Dinge zu verändern.

Eine Heilpflanze mit der Qualität „warm" verändert das, womit sie in Wechselwirkung tritt: sie erwärmt. Eine Heilpflanze mit der Qualität „warm" vermittelt einem frierenden Menschen ein Wärmegefühl, wenn er einen Tee davon trinkt.
Das Vermögen zu verändern im Sinne von Erwärmen und Kühlen, Befeuchten (Materie zu schaffen) und Trocknen (Materie zu vermindern) wird in Graden angegeben. Was stark erwärmt bekommt z. B. „warm im dritten Grad". Während „warm im vierten Grad" schon so stark ist, dass es zerstörerisch wirken kann. Deshalb kommt dieser vierte Grad bei Heilpflanzen kaum vor.
Der Begriff „Qualität" hat für die traditionelle Naturheilkunde also eine umfassende Bedeutung.
Schon für die frühen griechischen Philosophen, die ihre Kenntnisse „nur" durch Beobachtung und Schlussfolgerung gewannen, waren die Primärqualitäten Bezeichnungen für die elementar wirksamen Prinzipien des Kosmos: Alles Seiende ist durch sie entstanden.
Weshalb Aristoteles in seiner Kategorienlehre die Qualität als 3. Kategorie nennt. Kategorien im Sinne seiner Lehre sind als fundamentale Ordnungsbegriffe zu sehen unter die alles Seiende fällt[22].

Die Qualitäten zeigen sich aber nicht unmittelbar, sie sind nicht „am Ding" quantifizierbar, sondern erst wenn Beziehungen entstehen, also wenn man sie in Bezug und Wirkung auf andere Dinge sieht.
Wo es um Beziehungen der „Dinge" geht, um das Verhältnis der Teile zueinander, braucht es eine systemische Betrachtung der Ganzheit; greifen Systemtheorien und Kybernetik.
Qualitäten treten also erst im Bezug und bei Wechselwirkungen in Erscheinung. Diese Wechselwirkung erfolgt z. B. im Menschen mit Körperflüssigkeiten, Geweben und Organen, die sich ihrerseits im Zustand einer bestimmten Funktion befinden.
Die Wechselwirkung erfolgt dann mit dem Ergebnis, dass sich die Funktionalität verändert. So wird zum Beispiel ein erwärmtes Sekret besser zirkulieren.
In der antiken, humoralen medizinischen Erkenntnistheorie - bis hin zur Physiologie und Pathologie - ist die Erhaltung der richtigen „qualitativen Mischung" das wichtigste Anliegen. „Sich qualifizieren" meint ja auch eine bestimmte Qualität zu besitzen, um sich damit als geeignet zu erweisen.

22 In der aristotelischen Physik galt auch die These von qualitates occultae, das sind verborgene Eigenschaften und Kräfte – eine Art Hintertürchen, für das, was man sich nicht erklären konnte. Indem dieses Hintertürchen aber benannt wird, gibt man auch zu, dass man nicht alles erklären kann.

4.1 Qualität und Quantität

Qualitative Ursachen haben Gegenwärtigkeit aber weder Eindeutigkeit noch Unveränderlichkeit.
Als Wirkvermögen sind sie in der Medizin kaum direkt mess- noch berechenbar.
Günstigstenfalls ist das auf indirektem Wege möglich, etwa durch die Bestimmung von beeinflussten Werten, die dann als Parameter gelten.
Im Gegensatz zu den quantitativen Ursachen (Krankheitserreger, Hormone und andere Wirkstoffe), die mittels labortechnischer Verfahren messbar sind: nach Mangel oder Überschuss bzw. als krankheitsspezifische Pathogene feststellbar.
Qualitäten und qualitative Unterscheidungsmerkmale sind an das Vorhandensein einer Quantität eines Körpers gebunden, aber nicht auf diese Quantität zu reduzieren.
Qualität und qualitative Unterscheidungsmerkmale brauchen zwar die Substanz eines Körpers (Quantität) um ihr Wirkvermögen zu zeigen. Aber ihre Wirkung endet nicht mit der Substanzveränderung, sondern kann als organisierende Kraft darüber hinausgehen: So kommt es in diesem Sinne z. B. beim phlegmatischen Temperament mit seinem fülligen Körperbau nicht nur wegen seines Gewichtes (Quantität) zu einer insgesamt verzögerten Reaktionslage, sondern weil die „Mischung seiner Qualitäten" (nämlich kalt und feucht) die Reaktionsweise und den Körperbau bestimmt.
Deshalb ist in der Konsequenz das phlegmatische Temperament durch eine Abmagerungskur (Veränderung der Quantitäten) kaum zu verändern.

4.2 Zusammenfassung

In der gesamten Antike waren die Vorstellungen der Qualitäten von Wärme, Kälte, Feuchtigkeit und Trockenheit weit reichende Begriffe. Das kosmologische Weltbild dieser Zeit wurzelte letztlich auf diesen Prinzipien und die genannten Qualitäten waren allgemein geltende Fachausdrücke der Erkenntnistheorie.
Entsprechend sind in der klassischen Naturheilkunde und erst recht in der Temperamentenlehre, die Qualitätsbestimmungen der Dreh- und Angelpunkt der zugrunde liegenden medizinischen Erkenntnistheorie.
Damit liegen sie auch allen diagnostischen und therapeutischen Handlungen zugrunde.
So ist die Qualität die wesentlichste Eigenschaft eines Gegenstandsbereiches, die ihn zu dem macht was er ist.
Die Qualitäten zeigen sich nicht unmittelbar, sondern mittelbar durch ihre Wirkungen.
Dazu ein Beispiel:
Ein gut gepfeffertes, also scharfes Essen, bewirkt ein Wärmegefühl bis zum Schweißausbruch. Wer eine durch zähes Sekret verstopfte Nase hat, braucht nach einem solchen

Essen ein Taschentuch, weil die Wärme das zähe Sekret flüssiger macht. Denn der Pfeffer hat die Qualität „warm III" und „trocken III".

4.3 Die Wirkweisen der Qualitäten

Der energetische Aspekt:
Die Qualität „warm" vermittelt primär Energie und Kraft, ihre Wirkungen sind: Erwärmung, Anregung, Aktion und damit Veränderung und Bewegung in jeder Form wie z. B.: Fortbewegung, Stoffwechsel, Funktionalität bis zur Wachstumskraft.
Wärme – also Energie – bewirkt je nach dem Grad ihrer Intensität rein physikalisch eine Ausdehnung. Auf Gewebe bezogen bedeutet das eine Lockerung.
Wärme verzehrt das Feuchte, sie trocknet.
Fehlende Wärme wird mit „Kälte" bezeichnet.
Im Gegensatz zur Wärme ist die Qualität „kalt" das Prinzip der Hemmung und Verlangsamung sowie des verringerten Energieumsatzes, der erniedrigten Energiebilanz, von der Ruhe bis hin zu Stagnation. Kälte bewirkt rein physikalisch ein Zusammenziehen. Auf Gewebe bezogen bedeutet das eine Verdichtung. *Kälte ist der Hauptfeind allen Lebens; sie vernichtet es. Ein mäßiger Grad von Kälte kann stärkend sein, da er die Lebenskraft konzentriert und ihre Verschwendung hindert. Aber es ist keine positive (aktive) Stärkung, sondern negative. In der Kälte kann keine Lebensentwicklung geschehen*[23].

Der stoffliche Aspekt:
Die Qualität „feucht" vermittelt die Bildung von Struktur und Substanz.
Die Qualität Feucht schafft das „Feuchte" – ohne das es keine belebte Natur gibt. „Feuchtigkeit ist das Fahrzeug der Nahrung."[24] Feuchtigkeit bewirkt – je nach dem Grad der substanziellen Feuchtigkeit – in den Geweben Lockerung und Beweglichkeit wie z. B. Nachgiebigkeit bis zur Erschlaffung und Erweichung. Mangelnde Feuchte wird mit „trocken" bezeichnet.
Die Qualität „trocken" vermittelt die Abnahme von „feucht". Damit ist eine qualitativ und quantitativ mindernde Wirkung auf Struktur und Substanz gemeint. Beweglichkeit und Bewegung wird durch das Trockene vermindert, das schließt die Wandelbarkeit und Formbarkeit mit ein. Auf Gewebe bezogen bedeutet das insgesamt eine Verdichtung: von Verfestigung bis zur Erstarrung.
Die Wirkung einer Qualität ist abhängig vom Grad ihrer Intensität. Und so gibt es die schon erwähnte Gradeinteilung:

23 Hufeland, Christoph Wilhelm, Lehrbuch der allgemeinen Heilkunde, 1993
24 ein Zitat nach Hippokrates

- Grad I: kaum wahrnehmbare Wirkung
- Grad II: gerade eben wahrnehmbare Wirkung
- Grad III: kräftig wahrnehmbare Wirkung
- Grad IV: Wirkung mit meist schädlichem Einfluss

Jedes Übermaß einer Qualität ist schädlich oder wie es zum Yin/Yan Symbol universell gültig heißt: "Extreme berühren sich": Zuviel Wärme "verbrennt" die Substanz und bewirkt damit Zerstörung und Stillstand genauso wie ein Zuviel an Kälte. Gleiches gilt für den stofflichen Aspekt:
Ein Zuviel von Feuchte bewirkt eine Minderung der Struktur und reduziert die Qualität bzw. Funktionalität der Materie, sie wird dann "verwässert". Wie Ton, der durch zu viel Wasser so breiig ist, dass er sich nicht mehr formen lässt. Ein Zuviel an Trockenheit mindert ebenso die Funktionalität der Materie. Um beim Beispiel des Tons zu bleiben, wäre er dann zu bröselig um sich formen zu lassen.

4.4 Beziehungen der Qualitäten zueinander

Die verschiedenen Qualitäten wirken systemisch aufeinander, wenn sie in Wechselwirkungen treten. Intensität und das Verhältnis zu den übrigen Qualitäten ist ausschlaggebend für die Auswirkung:
Feuchtigkeit hemmt Wärmebildung, Trockenheit fördert Wärmebildung. Wärme verzehrt Feuchtigkeit, Kälte fördert Feuchtigkeit etc.

- Die warme (erwärmende) Qualität ist substanz- und säfteverbrauchend, sie trocknet.
- Die kalte Qualität hemmt die Energiefreisetzung und fördert die Befeuchtung.
- Die feuchte Qualität hemmt ebenfalls die Energiefreisetzung.
- Die trockene Qualität bewirkt das Gegenteil und fördert eher die Energiefreisetzung.

Kurz gesagt: Wärme verzehrt Substanz, Feuchtigkeit lässt sie wachsen.
Neben den Primärqualitäten gibt es noch die Sekundärqualitäten. Sie leiten sich aus den Primärqualitäten ab und sind nicht mehr Teil des übergeordneten Ordnungsschemas.
Beispiele für Sekundärqualitäten: auflösend, austreibend, durchdringend, eröffnend, erweichend, fluidisierend, lösend, stopfend, subtilmachend, treibend, verdünnend, verzehrend, zerteilend, zusammenziehend.

4.5 Qualitäten und Krankheiten – qualitative Therapie

Das erste Therapiekonzept strebt den Ausgleich der Qualitäten an. Im einfachsten Falle:

- Hitze kühlen – z. B. durch erhöhte Trinkmenge und kühlende Nahrung wie Salate etc.
- Kälte mit erwärmenden Maßnahmen behandeln – z. B. Bewegung in Form schneller Spaziergänge, gut gewürzter Nahrung etc.
- Übermäßige Feuchtigkeit trocknen – durch erwärmende Maßnahmen s.o., äußerlich Salzwickel etc.
- Trockene Zustände mit befeuchtenden Mitteln und Methoden behandeln – z. B. ausreichend Schlafen, lauwarme Bäder, basische Ernährung etc.

5. Die Elemente

Empedokles (Philosoph, Arzt und Dichter um 495 v. Chr. – 430 v. Chr.) postulierte als erster griechischer Naturphilosoph die vier Elemente. Für Empedokles gab es kein Werden und Vergehen, sondern nur Wandel. Durch die Urkräfte Liebe und Hass – Anziehung und Abstoßung sei alles ewig in Bewegung. Ebenso wie Pythagoras[25] glaubte er an die Wiedergeburt im Sinne der Seelenwanderung. Er vertrat die Gleichheit aller Geschöpfe weshalb er die Abschaffung der Sklaverei und der Tieropfer forderte. Es ist offensichtlich, dass Gedankengut aus der buddhistischen Religion bzw. Philosophie und Medizin von Asien nach Griechenland gelangt war.
Empedokles ordnete den Elementen je zwei Primärqualitäten zu:

- Feuer, warm und trocken
- Luft, warm und feucht
- Wasser, kalt und feucht
- Erde, kalt und trocken

So hat jedes Element einen energetischen Aspekt und einen stofflichen Aspekt.
Da „alles in allem enthalten ist", wirken alle vier Elemente des Makrokosmos auch in jedem Mikrokosmos; auch in jedem Lebewesen. Jedes lebendige Wesen ist von diesen vier Elementen bestimmt.
Da keines der Elemente isoliert vorkommt, sind die Elemente auf Grund ihrer Polaritäten in ständiger Interaktion – panta rhei, alles fließt.

5.1 Die Beschreibung der Wirkprinzipien (Elemente)

Im Element bilden zwei Primärqualitäten ein Drittes, das zwar noch diese Qualitäten hat, aber darüber hinaus noch andere Eigenschaften und Vermögen[26].
Zum besseren Verständnis ziehe ich es vor, in diesem Kapitel nun den Begriff „Wirkprinzip" einzuführen und nicht mehr von Elementen zu sprechen. Denn es ist reichlich verwirrend, dass das Element über den Stoff nach dem es benannt ist in seinen Wirkprinzipien beschreibbar ist – aber nicht mit ihm identisch ist. Das Wirkprinzip „Wasser" ist also über die Eigenschaften des konkreten Wassers zu beschreiben – aber nicht mit ihm identisch.

25 570 v. Chr. – 510 v. Chr., griechischer Philosoph. Über seine Bedeutung streitet sich die Forschung: die einen halten ihn für einen Wissenschaftler und Mathematiker, die anderen für einen Schamanen.
26 Und so gilt auch hier: Das Ganze (Element) ist mehr als die Summe seiner Teile (Primärqualitäten)

5.1.1 Wasser

Für Thales von Milet war Wasser der Urstoff, die Arche aus dem sich alle anderen Dinge entwickelt haben. Alles Lebendige in der Natur enthält es: die Pflanzen, ihre Samen, die Lebensmittel – während Steine trocken sind und auch ein Leichnam trocknet schnell aus. Von Thales stammt der Satz *„Das Wasser ist das schönste Ding der Welt"*.[27] Thales war viel gereist, vor allem in trockene Gebiete wie Ägypten und Mesopotamien, wo der Wasserkult besonders verbreitet war. Wahrscheinlich weil die Entwicklung der Landwirtschaft und damit das Überleben der Bevölkerung in jenen Ländern den Überschwemmungen zu verdanken war. Nicht umsonst wurde der Nil in Ägypten wie ein Gott verehrt. Thales wollte aber mit seiner Gleichung „Wasser = Leben" ein höheres Konzept ausdrücken und nicht einfach nur feststellen, dass in jedem lebendigen Wesen der Erde Wasser enthalten ist. Das Wasser oder besser gesagt die Feuchtigkeit, war für ihn die Seele der Dinge, das Wesen der Schöpfung. Thales glaubte, dass der *„elementaren Feuchtigkeit eine göttliche Kraft innewohnt, die es in Bewegung setzt."*[28] Wir wissen heute, dass sich das Leben auf unserem Planeten aus dem Wasser entwickelt hat. Auch damals war offensichtlich, dass sich im menschlichen Körper jede Menge mehr oder weniger wässriger Flüssigkeiten befinden; dass der Körper zum größten Teil daraus besteht. Weshalb es naheliegend war, in diesen Flüssigkeiten die Ursache für Gesundheit und Krankheit zu suchen. Deshalb auch die Medizintheorie, die die Säfte (lat. humores) in das Zentrum ihrer Betrachtung stellte: die Humoralmedizin[29].

„Wasser" als Wirkprinzip ist alles was Substanz aufbauen kann, was Struktur vermitteln kann, was belebend ist. Dafür ist es die omnipotente Grundsubstanz. Damit gehört das Nahrhafte der Nahrung zum Wasserelement. „Wasser" kann Dinge aufnehmen und sie so für den Transport zur Verfügung stellen. Es vermittelt Kohäsion, hält Dinge zusammen. Es ist schwer. „Wasser" kühlt „Feuer".

Es vermittelt eine Bewegung nach innen (zentripedal). Es ist in seiner Gestalt wandelbar: je nach dem energetischen Zustand ist es fest, flüssig oder gasförmig. Analogien zum Wasserelement:

- Die Nacht, weil der Schlaf die Ruhe befeuchtet.
- Der Mond.

Winter: ein „Bilderbuchwinter" wird klimatisch zwar als kalt und trocken gefühlt, aber auf die belebte Natur hat er die Wirkung befeuchtend und kühlend. Damit wird in der

27 De Crescenzo, Luciano, Geschichte der griechischen Philosophie, 1985

28 Ein Zitat aus der Metaphysik des Aristoteles

29 Dieser „humorale Erklärungsversuch" war in der Antike nicht der einzige. Verschiedene Medizinschulen konkurrierten mit ihren Theorien und praktischen Anwendungen. Erst mit Galen von Pergamon (129 – 199 n. Chr.) setzte sich die humorale Sichtweise durch.

Natur ein „Wachstumspotential" angelegt, das sich in der folgenden energiereicheren, wärmeren Jahreszeit entfalten kann.

5.1.2 Erde

Dieses Wirkprinzip ist dem „Wasser" gegenübergestellt. Zur Erde gehört jedwede Materie, die nicht dem Wasserprinzip zuzuordnen ist. Im Konkreten wäre das die trockene Erde ohne Wachstumspotential, so dass auf ihr nichts wächst. Auf die Nahrung bezogen wäre es das, was unverdaulich ist, also keinen Nährwert mehr hat.
Aber was zu diesem Prinzip gehört, gehört nicht per se in die Ausscheidung. Eine gewisse Menge ist nötig, um über den Effekt der Rückkopplung Verbrennungsprozesse zu regulieren und zu begrenzen. Dazu eine Metapher: wird in einem Ofen etwas verbrannt, bleibt, nach der Verbrennung des „Nahrhaften", die Asche übrig. Wenn sie nicht ausgeleert oder entfernt wird, sammelt sie sich an und limitiert den Verbrennungsprozess. In diesem Sinn wirkt „Erde" begrenzend auf dynamische Prozesse. Aber auch zusammenziehend, straffend, festigend und stabilisierend – bis zur Unbeweglichkeit. „Erde" vermittelt Kohärenz, also Zusammenhalt. Sie ist schwerer als „Wasser" in seiner dichtesten Form und sinkt nach unten.
Analogien zum Erdeelement:

- der Abend: wenn alles zur Ruhe kommt (kommen sollte)
- der Herbst: zwar zeigt sich dann mehr Luftfeuchtigkeit, aber auf die Lebewesen wirkt er zusammenziehend und trocknend.

„Erde" begrenzt alle anderen Elemente. Damit wenden wir uns den beiden Wirkprinzipien der Energie zu.

5.1.3 Luft

Sie ist mit den Primärqualitäten „warm" und „feucht" bezeichnet.
Dieses Prinzip vermittelt Beweglichkeit und Belebung, weil es sowohl Nährkräfte (Feuchte) als auch Energie (Wärme) beinhaltet. Es ist leicht und beweglich. Daher bewirkt es Lockerung und Ausdehnung, Ausbreitung und Anpassungsfähigkeit bis zur Grenzenlosigkeit – nicht festlegbar, sondern veränderlich.
Die vermittelte Bewegungsrichtung ist auf Grund der Leichte nach oben und außen: zentrifugal. Analogien zum Luftelement:

- der Morgen
- der Frühling

„Luft" nimmt „Wasser" auf und bewegt sie. „Luft" regt „Feuer" an – im Übermaß löscht es „Feuer".

5.1.4 Feuer

Es ist mit den Primärqualitäten „warm" und „trocken" bezeichnet. Dieses Prinzip vermittelt Energie, damit initiiert es Dynamik und in der Folge Beschleunigung und Bewegung.
So vermittelt es auch die Möglichkeit eines Qualitätssprunges, z. B. im Sinne einer Ausreifung, aber auch im Sinne des Verbrauches – bis zur Zerstörung (Verbrennung). In diesem Sinne kann es aber mittelbar auch zur Reinigung (Läuterung) führen.
Es ist leicht – leichter als „Luft" und beweglicher. Denn um z. B. Wärme vermitteln zu können, muss es den zu erwärmenden Stoff durchdringen können. Die vermittelte Bewegungsrichtung: es steigt nach oben.
Analogien zum Feuerelement:

- der Mittag:
- die Sonne: als Urquell der Energie und Wärme für das Leben
- der Sommer

„Feuer" bringt in alle anderen Elemente mehr Dynamik. Es wird durch „Erde" begrenzt, durch „Luft" befördert und durch „Wasser" gelöscht.
Heraklit schrieb in seinem Werk „Von der Natur": *Die Seele ist aus Anteilen von Wasser und Feuer gebildet, die bei jedem einzelnen verschieden groß sind. Vom Feuer wird sie zu immer edleren Zielen empor getragen, während das Wasser sie in immer schändlichere Tiefen der Leidenschaften hinabzieht: Einen trunkenen Mann kann ein kleines Kind leiten und irreführen; denn er merkt nicht, wohin er geht, weil seine Seele feucht ist*[30].

5.2 Das Zusammenspiel der Elemente

Anaximander (geb. 610 v. Chr.) war ein Schüler von Thales und wie alle Vorsokratiker viel gereist. Von seinen Schriften sind nur vier Fragmente und ein Satz überliefert: *Der Ursprung der Dinge ist das Grenzenlose. Woraus sie entstehen, darein vergehen sie auch mit Notwendigkeit; denn sie leisten einander Buße und Vergeltung nach der Ordnung der Zeit*[31]. Er sieht keines der Elemente als vorherrschend an, sondern postuliert ein „apeiron" ein Urelement, das Ursprung und Ende allen Seins ist. Das bezeichnet er als „das Grenzenlose"; es gibt „die Ordnung" der Zeit vor: Danach sind die Elemente auf Grund ihrer Polarität und der damit verbundenen Dynamik – wie die Götter – in einer ständigen Bewegung: die Warmen versuchen die Kalten zu unterdrücken, die Trockenen die Feuchten.

30 De Crescenzo, Luciano, Geschichte der griechischen Philosophie, 1985
31 Dto.

Aber sie unterstehen alle einer höheren Ordnung („Buße und Vergeltung"), die sie zwingt, gewisse Proportionen bestehen zu lassen.
Für Heraklit steht hinter dem scheinbar so chaotischen Gerangel der Elemente eine Rationalität, die er mit „logos" bezeichnet. Dieser „logos" wird immer wieder unterschiedlich interpretiert. Er ist mit: Wort, Rede, Vernunft zu übersetzen und wurde eben auch als Ausdruck für die „höhere Ordnung" verwendet – im Sinne von „ewiger Weltvernunft" oder „Wille des Schöpfers" .
Ob nun „apeiron" oder „logos" – die Elemente unterliegen Spielregeln in der Welt des Lebendigen:

- Sie mäßigen und begrenzen sich.
- Sie sind in ständiger Bewegung zueinander.

5.3 Bewegungsrichtung und Funktion

Für das Zusammenspiel der Elemente ist auch die jedem Wirkprinzip immanente Bewegungsrichtung wichtig, denn sie ist Teil seiner Wirkung:
Feuer durchdringt, Luft steigt nach oben, Erde sinkt nach unten, Wasser ist beweglich.
So ist es für das Wirkprinzip Wasser charakteristisch, dass seine Sekundärsafte im menschlichen Körper fließen.
Bewegungen haben wiederum einen Einfluss auf das elementare Prinzip.
Am Beispiel des Blutes möchte ich verdeutlichen was damit gemeint ist. Blut ist ein flüssiges Gewebe und dient der Ver- und Entsorgung der Gewebe. Damit es diese Funktion erfüllt muss es fließen können.
Blut, das nicht mehr ausreichend bewegt wird, beispielsweise wegen erweiterter Venen, verändert sich: infolge der venösen Stauung kann es zur Bildung von Blutgerinnseln kommen. Damit wird die Funktionalität des Blutes verändert. Woraus sich der Merksatz ableitet: eine Körperflüssigkeit (ein so genannter „Saft"), der nicht bewegt wird, verändert seine Funktion bzw. verliert seine regelrechte Funktionalität.
Für die regelrechte Versorgung der Gewebe ist Bewegung nötig (s. Anhang).

6. Die Elemente im Menschen

Mit diesem Kapitel verlassen wir die abstrakte Ebene der kosmologischen Weltsicht und stellen die Verbindung zum menschlichen Körper her.
Die Verkörperung der Elemente auf den Menschen bezogen haben eine besondere Bezeichnung: sie werden Kardinalsaft genannt.

- Für das Element Feuer – Kardinalsaft: Gelbgalle – Cholera
- Für das Element Luft – Kardinalsaft: Blut – Sanguis
- Für das Element Wasser – Kardinalsaft: Schleim – Phlegma
- Für das Element Erde – Kardinalsaft: Schwarzgalle – Melancholia

Anders ausgedrückt: das Element Luft wird im Menschen mit „Blut" bezeichnet. Und hier gilt das gleiche wie bei den Elementen: es ist abstrakt gemeint. Das konkret existierende Blut im Körper ist dem Kardinalsaft Blut zugeordnet. Es vermittelt das Wirkprinzip des Kardinalsaftes, ist aber nicht mit ihm identisch. Demzufolge gibt es im Menschen noch „anderes", was auch dem Wirkprinzip des Kardinalsaftes Sanguis zugeordnet werden kann.
Um die Kardinalsäfte vom konkreten Stoff abzugrenzen und klar zu machen, dass das abstrakte Prinzip verlassen wird und es nun um die konkrete Körperflüssigkeit geht, wird dieser als Sekundärsaft bezeichnet[32].

Urqualitäten	die Wärme, das Feuchte
Elementare Qualitäten	warm/kalt, feucht/trocken
Elemente	Luft, Feuer, Wasser, Erde
Kardinalsäfte	Sanguis, Cholera, Phlegma, Melancholia
Sekundäre Säfte	Blut, Gallenflüssigkeit, Schleim, Speichelflüssigkeit, Urin

Um die Verwechselung von Kardinalsaft und Sekundärsaft zu vermeiden, werden die Kardinalsäfte im weiteren Text mit: Gelbgalle, Schwarzgalle, Sanguis und Phlegma bezeichnet.
Es wird in der klassischen Naturheilkunde postuliert, dass in jedem Menschen immer ein Kardinalsaft dominiert, der im Laufe des Lebens wechselt. Dieser Kardinalsaft steht damit so im Vordergrund, dass er die Ausprägung eines Menschen beeinflusst.

32 Beim Lesen alter Texte sollte man sich immer gewahr sein, ob mit z. B. Blut der Kardinalsaft oder der Sekundärsaft gemeint ist.

Diese „Gestimmtheit" eines Menschen durch einen Kardinalsaft wird als Temperament bezeichnet.
Die Frage, warum immer ein Kardinalsaft im Menschen vorherrscht, stellt sich zwangsweise. Es gibt dafür keine logische Erklärung, nur eine metaphysische: Aus antiker Sichtweise ist die Harmonie den Göttern vorbehalten – und damit auch die Harmonie der Säfte. So gehört es wohl zum Schicksal des Menschen, dass er mit seinem Temperament leben muss.

Luft	Sanguis	Sanguiniker
Wasser	Phlegma	Phlegmatiker
Feuer	Gelbgalle	Choleriker
Erde	Schwarzgalle	Melancholiker

6.1 Gesundheit und Krankheit

In diesem Abschnitt möchte ich zum besseren Verständnis Grundzüge der praktischen Anwendung der Qualitäten- und Elementenlehre vorstellen und den Begriff „Krankheit" erläutern:
Körperflüssigkeiten und entsprechend die Organe besitzen unterschiedliche Qualitäten, je nach dem Verhältnis der Elemente, die in ihnen wirken. So gibt es eine qualitative Grundeinstellung von Organen, z.B:

- Herz: warm – feucht
- Leber: warm – trocken
- Milz: kälter als Leber
- Gehirn: kalt – feucht

In Bezug auf die qualitative Grundeinstellung des gesamten Menschen kann man auch von einer „Ganzheitsqualität" sprechen – und diese weist im Sinne des Temperamentes, also des vorherrschenden Kardinalsaftes, einen bestimmten Trend auf. Das lässt den Schluss zu, dass einzelne Organfunktionen, je nach Temperament, von vornherein gewisse „labile Schwachstellen" aufweisen, wovon in der Temperamentenlehre noch ausführlich zu hören sein wird.
Im Gesamtablauf der funktionellen Zustände des Menschen auf innere und äußere Reize kommt es nun zu ständigen, mehr oder weniger umfangreichen Änderungen dieser Ganzheitsqualität. So ist diese z. B. im Schlaf eine andere als beim Laufen – sie ist „wärmer" in der Aktion als in der Ruhephase.

Die Ganzheitsqualität ist ja nicht wertestabil. Vielmehr schwankt sie permanent um einen Mittelwert in dessen Bereich der Ablauf regelrechter Funktionen (noch) möglich ist. Wird die Komfortzone dieses Mittelwertes verlassen, durch ungünstige innere oder äußere Bedingung, ist keine Anpassung und Regulierung mehr möglich. Es kommt zu Störungen von Funktionen und Erkrankungen. Das ist das Wesen einer Krankheit: Krankheit ist der Zustand am Rande der Anpassung[33].

Entsprechend sah schon Hippokrates die Ursachen von Krankheiten: Das körperliche Unvermögen zu reagieren und sich anzupassen, wurde als Ausgangspunkt aller körperlichen Übel angenommen.

Wenn man die Ursachen kennt, zum Beispiel Überhitzung durch Überanstrengung, kann man dem Körper das ihm Zuträgliche anbieten. In diesem Falle: Kühlung und Befeuchtung, sowie das Unterlassen von weiteren Aktivitäten die überhitzen.

Durch Hinzufügen und Wegnehmen sollen die Qualitäten wieder ins Gleichgewicht gebracht werden. Dabei werden drei Grundreize unterschieden:

1. Ernährung: Speisen, Getränke, Luft.[34]
2. Temperaturreize: Wärme und Kälte.
3. Bewegungsreize: Anstrengung und Ruhe.

Das erste Therapiekonzept strebt den Ausgleich der Qualitäten an. Dafür wurde die Therapie hinsichtlich ihrer Wirkung auf die Qualitäten geordnet. Mittlere Grade von Wärme und Feuchte als Gesamtqualität zu erreichen war das ideale Ziel.

Eine entsprechende Ordnung der Lebensweise wird als Diät bezeichnet.

Diese Diätetik war ein unverzichtbarer Bestandteil der antiken Medizin. Zu ihr gehörten neben der angepassten Ernährung auch Bäder, Massagen und andere physiotherapeutische Maßnahmen, sowie die Auswahl individuell geeigneter klimatischer Reize bis zur Gestaltung des geeigneten Tagesablaufes. Dies diente nicht nur der Behandlung von Krankheiten, sondern der Gesunderhaltung (Prophylaxe), der eine große Bedeutung beigemessen wurde. Angesichts der beschränkten medizinischen Mittel, konnte Krankheit schnell zu Siechtum und Tod führen.

33 Eine nicht angepasste also falsche Mischung der Säfte in ihrem Verhältnis zueinander wird später bei Galen als Dyskrasie bezeichnet. Damit meint der Begriff der Dyskrasie, dass „gesunde" Säfte in einem falschen Verhältnis stehen. Da Dyskrasie oft mit „kranken Säften" übersetzt wird, weise ich hier darauf hin.

34 Luft galt als gasförmige Nahrung

7. Die Lehre von den Temperamenten[35]

7.1 Temperament und Persönlichkeit – die Darstellung der Temperamentenlehre

Es wird immer wieder mit Nachdruck gesagt, dass im Grunde alle Menschen gleich sind – und genauso oft, dass sie ungleich sind. Da beide Versionen zutreffen, stellt sich die Frage: Worin gleichen sich denn die Menschen und worin nicht?
Eine Gleichheit findet man bei Wünschen und Hoffnungen, Motivationen und Lebensstrategien.
Die Ungleichheit ist optisch offensichtlich; ebenso ist sie es auch in Bezug auf Agieren und Reagieren. Während ein Vorfall den einen Menschen ungerührt lässt, kann sich ein anderer verletzt fühlen, einen Wutausbruch bekommen oder einfach nur lachen.
Man spricht hier im Allgemeinen vom Temperament, das zu so unterschiedlichem Verhalten führt.
Ähnliches gilt aber auch, wenn ein Mensch bei körperlichen Schmerzen unmittelbar betroffen ist: Die Skala des Verhaltens reicht dann von stoischer Hinnahme des Schmerzes bis zur Furcht vor einer unheilbaren Krankheit, die die Ursache der Schmerzen sein könnte.
So hat jeder Mensch seine eigene Variante wie er mit Leiden umgeht. Dabei spielen körperliche, geistige und seelische Faktoren eine Rolle. Die jeweiligen Reaktionen sind selten konstant, sondern ebenso abhängig von der körperlichen Verfassung wie von Empfindungen und Stimmungen.
Nun kann man alles, was geschieht - angenehmes wie unangenehmes, inneres und äußeres Geschehen - grundsätzlich als einen Reiz sehen.
Die Reaktion auf einen Reiz ist dann Ausdruck der gesamten Persönlichkeit: körperlich, geistig und seelisch. Und obwohl Reaktionen variabel sind, gibt es dennoch für die Einzelperson gewisse Tendenzen bzw. Dispositionen:
Die einen reagieren eher ruhig bis stoisch, während andere eher eine stärkere Reaktion zeigen – bis zur Überempfindlichkeit. Sind diese Unterschiede in den nervösen Modali-

35 Die Lehre von den Temperamenten bezieht sich nur auf den Menschentyp, der aus Mitteleuropa und Nordamerika kommt.

täten als Normabweichungen zu sehen? Oder sind es Funktionsstörungen? Womit sie allerdings dem Vorfeld von Kranksein zu zuordnen wären[36].

Das Verhalten in der jeweiligen Situation erlaubt sofort eine erste Differenzierung, wenn ich die Verschiedenheit des Erlebens auf zwei Aspekte reduziere.

1. Der individuellen Rezeptivität – der sogenannten Sensibilität, die sich auf die Reizschwelle bezieht. Rezeptivität ist die Fähigkeit zur Aufnahme spezifischer Reize. Sie werden wahrgenommen und entsprechend ihrer Intensität und Dauer bewertet.
2. Der Reaktivität der jeweiligen Person – der sogenannten Irritabilität, die sich auf die Reaktionsstärke bezieht. Reaktivität bedeutet die Beantwortung spezifischer Reize und die dadurch bedingte Änderung des individuellen Verhaltens.

Nach der Temperamentenlehre sind Rezeptivität und Reaktivität bei den vier Temperamenten in unterschiedlicher Weise typisch ausgeprägt.

Sie bestimmen, natürlich individuell abgestuft, das Verhalten des einzelnen Menschen, sowohl in psychischer als auch in physischer Hinsicht. Selbstverständlich ermöglicht das nicht, Verhalten sicher vorauszusagen. Menschen sind keine Reflexmaschinen. Man muss sie schon sehr gut kennen, um ein bestimmtes Verhalten vorauszusehen, und selbst dann ist man vor Überraschungen nie sicher.

Grundsätzlich hat jedes Temperament einen Hang zu allen Bedürfnissen des Lebens. Nur dass sie sich bei jedem Temperament verschieden darstellen, denn die Gemütsart ist bei jedem Temperament in charakteristischer Weise unterschiedlich. So modifiziert sie Antriebe, Neigungen und Eigenschaften – je nach Temperament

Verglichen mit dieser naturheilkundlichen Sichtweise wird deutlich, dass sich der Temperamentsbegriff in den Jahrhunderten sehr gewandelt hat. Denn das Temperament wird – nach heutigem Verständnis – nur noch als eine individuelle Eigenart gewisser Ausdrucksphänome verstanden.

Die Darstellung der Temperamentenlehre

In den antiken Schriften der vorgalenischen Zeit wurden für den Begriff des Temperamentes die Bezeichnungen Konstitution (constitutio)[37] oder Komplexion (complexio)[38] verwendet.

---

36 Störungen einer Funktion sind oft lange vorhanden. Sie sind reversibel. Aber im Laufe der Zeit können solche Störungen zur Manifestation im organischen Bereich führen, mit entsprechender Veränderung der Substanz, womit sie irreversibel sind. z. B. kann man sich jahrelang leicht gebückt halten. – Das wäre dann solange eine Funktionsstörung, solange der „Halteapparat" noch eine Aufrichtung erlauben würde. Auf Dauer kommt es aber durch ein „falsches" Haltungsmuster zu Veränderung der Form und Struktur der Wirbelsäule; bis zu degenerativen Veränderungen.

37 Konstitution, lat.: Zusammensetzung, Verfassung, Zustand

38 Komplexion, lat.: zusammenfassende Bezeichnung für Augen-, Haar- und Hautfarbe eines Menschen.

In den meisten Schriften werden die Temperamente überwiegend nur mittels „Zuordnungen" demonstriert. Meist als ein Schema etwa der Art:

Das Temperament xy ist ....
Das Temperament xy hat ....
Das Temperament xy sieht aus .....

Diese einfachen linearen Zuordnungen und Aufzählungen, meist auch mit Überbetonung der psychischen Eigenschaften, werden der Realität aber nicht gerecht. Wie eine unfertige Skizze, die noch keinen Aufschluss über das fertige Bild gibt, bleiben sie zu sehr an der Oberfläche. Das reicht nicht aus um ein Temperament so zu beschreiben, dass es auch verstanden und begriffen werden kann. Und damit steht der Spekulation Tür und Tor offen, denn Lücken im Verständnis werden immer mit Meinungen aufgefüllt, in die dann zwangsläufig persönliche Vorbehalte oder gar Aversionen einfließen.
Man sollte es auch vermeiden, jede psychische Gegebenheit als temperament-spezifisch einordnen zu wollen. Autoren, die das getan haben, haben eine uferlose, unüberschaubare Detailsammlung zusammengestellt. So entstand dann letzten Endes nur eine verwirrende Darstellung, ein Zerrbild.
Das Temperament wirkt sich modifizierend auf den Charakter aus. Aber der Charakter einer Person hat nur sehr bedingt mit seinem Temperament zu tun. Jemanden herumzuschubsen, herablassend zu behandeln oder unangemessen zu beschimpfen, ist kein Verhalten, das an ein Temperament gebunden ist, sondern einfach schlechtes Benehmen.
Auch die Fähigkeit, sich selbst von außen zu betrachten und das eigene Verhalten kritisch zu hinterfragen, sowie Eigenständigkeit, Authentizität und Mitgefühl sind nicht an das Temperament gebunden. Das Temperament ist vielmehr als ein Teilaspekt der Persönlichkeit zu sehen.
Alle Angaben über Eigenschaften und Verhalten der einzelnen Temperamente sind mehr oder weniger statistische Wahrscheinlichkeiten, die für die Einzelperson nur bedingt und im Sinne einer stärkeren oder schwächeren Tendenz erkennbar sind. Ein einzelnes Phänomen kann daher diagnostisch nicht allein maßgebend sein. Da sich die Temperamente aber in einer ganzen Reihe von Verhaltensmerkmalen äußern, ist ihre Erkennung nicht ganz so schwierig wie es zunächst scheinen mag. Eine gute Beobachtungsgabe und notwendige Basiskenntnisse sind allerdings nötig[39].

39 Mitschrift aus dem „12ten Seminar für angewandte Naturheilkunde und Humoralpathologie", von Joachim Broy, 1.10.2000

7.2 Geschichtliches von der Temperamentenlehre – nach Vorgaben von Joachim Broy

7.2.1 Die Temperamentenlehre in der Neuzeit

Bernhard Heilwig schrieb 1897 in seinem Buch „Die vier Temperamente":

> *Die Einteilung und Klassifizierung mag (...) Hippokrates viel Ehre machen (...), aber da in den Augen der Wissenschaft die Lehre von den 4 Naturelementen gegenwärtig keine Bedeutung mehr hat, so hat auch die Hypothese der griechischen Psychologen seinen Halt verloren.*
>
> Der Autor des Buches verspricht im Folgenden, die Temperamente nur von der rein praktischen Seite vorzutragen und benennt als thematisches Ziel, *„wie man im Leben den Sanguiniker, Choleriker, Melancholiker oder Phlegmatiker leicht erkennen kann und wie man es anfangen soll, um mit ihm auf eine für uns und für ihn vorteilhafte Weise auszukommen."*[40]

Das hier zitierte Buch Heilwigs war seinerzeit recht bekannt und erlebte mehrere Auflagen. Es war in zwei Versionen geschrieben: eines befasste sich nur mit den Kindern und das zweite betraf die Erwachsenen. Diese beiden Bücher wurden nicht selten zur Quelle weiterer Veröffentlichungen über die Temperamente.
Da sich eine Unterscheidung der Temperamente nicht allein aus dem psychischen Verhalten ableiten lässt, lädt es geradezu zur Spekulation und phantasievollen Ausschmückung ein, was in den Jahrzehnten danach auch geschehen ist, bis zur gänzlichen Unbrauchbarkeit der Methode. – Das war dann auch das Ende einer ernstzunehmenden Temperamentenlehre.

7.2.2 Die Temperamentenlehre in der Antike und ihre weitere Entwicklung

Ein tragfähiges System der Temperamente entstand erst durch den römischen Arzt Galen[41]. Nach Hippokrates war er der bedeutendste Arzt der Antike. Das von ihm erstellte, humoralpathologische Medizinsystem bestimmte bis ins Spätmittelalter die Heilkunde. (Corpus galenicum). Er begründete die erste systematische Temperamentenlehre auf der alle späteren Autoren aufbauten. Doch auch bei Galen ist festzustellen, dass er die Bezeichnungen Sanguiniker, Choleriker, Phlegmatiker und Melancholiker weder benutzt noch erfunden hat. Diese Namen werden erstmalig im 12. Jhd. n. Chr. von Honorius von Autun benutzt.

---

40 Heilwig, Bernhard, Die vier Temperamente 1897

41 Claudius Galenus, genannt Galen, geb. in Pergamon (Kleinasien) um 130 n.Chr.

Galen stellt als Basis der Temperamente die vier Primärqualitäten der Elemente heraus. Auch finden sich die späteren, bildbeherrschenden, geistig-seelischen Eigenschaften bei ihm nur andeutungsweise.

- Luft: das Warme und Feuchte
- Feuer: das Warme und Trockene
- Wasser: das Kalte und Feuchte
- Erde: das Kalte und Trockene

In den folgenden Jahrhunderten fand ein weiterer Ausbau der Elementen- und Säftelehre statt. Auch die Temperamentslehre wurde davon betroffen.
Im dritten Jahrhundert nach Christus begann der allgemeine Niedergang der Wissenschaften. Medizinische Schriften aus dieser Zeit nennen zwar noch die Mittel und Methoden der rationalen Medizin, aber auch Mittel aus der „Dreckapotheke"[42] und abergläubische Praktiken. Die Autoren dieser Schriften sind zumeist keine Ärzte und schrieben diese Anwendungen für Laien. Diese Entwicklung zieht sich dann bis weit in die Neuzeit hinein und markiert einen Rückschritt in der Anwendung und Verbreitung einer rationalen Medizin, wie sie von Galen postuliert worden war.
Im 7. Jhd. begann die Zeit der immer beliebter werdender Vierer-Schemata mit einer wachsenden Anzahl von Zuordnungen zu den Elementen und Kardinalsäften. Alle Geisteswissenschaften und Künste beteiligten sich daran.
Dabei war vieles Überflüssiges und offensichtlich Unrichtiges unter den Darstellungen. Selbst die Tonarten fanden bei Agrippa von Nettesheim ihre Zuordnungen, als ob die verschiedenen Temperamente jeweils eine andere Tonart bevorzugen würden.
Die Schemata der Zuordnungen als Modelle und damit Arbeitshypothesen gedacht, verloren so unter den verschiedensten weltanschaulichen Einflüssen ihre Bedeutung. Mit der Zeit erstarrten die Schemata zum Schematismus. Und da sich in der Natur nicht alles in ein 4-teiliges Schema einordnen lässt, wurden diese so mehrfach unstimmig.
Weder Galen noch die früheren Autoren waren der Versuchung erlegen, diese sehr praktischen Schemata bis zur letzten Konsequenz auszubauen.[43] Ein Modell kann eben keine vollständige Abbildung der Wirklichkeit leisten und der Versuch einer „Vollständigkeit" muss aus den schon genannten Gründen in der Anwendung scheitern.

> *Für uns heute bedeutet das, nicht jede historische Quelle kritiklos zu verwerten; v. a. die mittelalterlichen Quellen sind kritisch zu bewerten. Drei Beispiele für Quellen mit einer Temperamentenbeschreibung, die nur als „falsch" bezeichnet werden kann*[44].

42 Diese Bezeichnung wird benutzt, wenn Exkremente Bestandteile von Medikamenten sind.
43 unveröffentlichte Unterlagen von Joachim Broy, 2001
44 unveröffentlichte Unterlagen von Joachim Broy, 2001

Zum Choleriker:

> *Saft der brennenden Galle ist eigen den herrischen Menschen: Dieses Geschlecht begehrt, die Übrigen zu überglänzen. Leicht erlernen sie, essen sehr viel und wachsen sehr schnelle; Seelische Größe bestimmt sie, in allem zum Höchsten zu streben. Rau und nicht ohne Ränke, zornig, verwegen, verschwenderisch; Trocken, verschlagen, hager von Bau und gelblich im Antlitz. Von Dr. Johannes Dryander, i. Jhr. 1557 (modernisierter Text)*

Wer ein Cholericus ist, der ist hitziger, zorniger Natur, und alles, was er tut, das tut er mit großer Gewalt. Hat auch ein rötlich Angesicht, aber nit also schön, lieblich rot, wie der Sanguinius - sondern rotsüchtig ... Item er ist ehrgeizig, will überall der Obermann in der Karten sein und obenan sitzen – ist ein ungehaltener Mensch, der alles mit einem Sturm tut. (...) Er ist kühn und trotzig – unleidlich, listig, rauh; frißet wohl (gut) und viel, denn die Wärme hilft dem Magen wohl verdauen. Aus Regimes Sanitatis Salernitanum-Mitte des 11. Jh.

> *Der voller Feuchtigkeit und ganz phlegmatisch ist,*
> *ist aufgeblasen, fett, zum Lernen nicht gerüst.*
> *Verdrossen, voller Schlaf, bleich, langsam, faul und schwer,*
> *schlecht von Verstand, erlangt nicht ganz Glück, Gunst und Ehr.*
> *Aus Parnassus medizinalis, Becher von 1663 S. 114, Salernitalische Schule.*

Joachim Broy hat deshalb immer wieder empfohlen, den antiken Originaltext bei Hippokrates und Galen zu lesen. *Die (...) Vorstellung der antiken Medizin basieren auf Erfahrung und Beobachtung, kontrolliert durch die Praxis, das heißt kontrolliert durch die zwingende Notwendigkeit, zu helfen und zu heilen*[45].

45 Broy, Joachim, Die Konstitution, Foitzick Verlag, 1978

8. Von Hippokrates bis Galen

Bevor nun Zitate aus dem Corpus Hippocraticum folgen, möchte ich kurz die medizinische Entwicklung von Hippokrates bis Galen vorstellen.
Hippokrates war ein griechischer Arzt, geboren auf Kos um 460 v. Chr., gestorben in Larissa um 370 v. Chr. Er gilt als der Begründer einer ärztlichen Ethik (Hippokratische Eid) und einer rationalen Medizin, weil deren Konzept, Diagnose und Therapie nachvollziehbar war. Das sog. "Corpus Hippocraticum" ("C.H.") ist eine antike Schriftensammlung des Hippokrates sowie verschiedener anderer Autoren. In dieser Schriftensammlung werden die Vorgänge im menschlichen Körper mit dem Säftehaushalt bzw. dem Zusammenspiel der Elemente erklärt. Ziel jeder ärztlichen Intervention ist es, das richtige – also gesundheitsfördernde - Mischungsverhältnis der Elemente und Säfte zu erreichen. Da der Säftehaushalt auf Ernährung, Lebensweise und klimatische Bedingungen reagiert, können Krankheiten mit entsprechenden natürlichen und rational begründbaren Mitteln behandelt werden.
Weiterentwicklungen dieser Medizin erfolgten, indem – philosophische – Hypothesen aufgestellt wurden, die dann über die praktische Anwendung verifiziert bzw. falsifiziert wurden. So postulierte Platon[46] zum Beispiel die Dreiteilung der Seele in Trieb-, Gefühls- und Vernunftsanteil[47]. Diese Teilung wurde dann in der Medizin entsprechend mit animalischen, emotionalen und geistigen Lebensfunktionen übernommen. Erst mit Aristoteles[48] wurden die Naturwissenschaften einzeln betrachtet und nicht als Eins mit der Philosophie gesehen.
Eine Pharmakologie entwickelte sich als eigenständiger Bereich in der Medizin vor allem durch die Eroberungen Alexander des Großen und dem Handel mit orientalischen Ländern, in denen viele Arzneimittel benutzt wurden. Der wichtigste Pharmakologe der Antike war der griechische Arzt Dioskurides 40–90 n. Chr., dessen Buch „Über Arzneistoffe" bis weit in die Neuzeit benutzt wurde.
In Alexandria erfolgten die ersten wissenschaftlichen Sezierungen menschlicher Leichen, was die Kenntnisse in Anatomie beträchtlich erweiterte und in der Folge in der Chirurgie zu Fortschritten führte. Aber trotz aller Fortschritte setzte sich die rationale Medizin nie ganz durch und immer wurden auch magisch-religiöse Praktiken angewendet.
In Rom entstand um 50 n. Chr. eine weitere Ärzteschule: die Pneumatiker. Sie modifizierten das humoralpathologische Konzept, indem sie das „Pneuma" als wichtigstes „bewegendes und belebendes Prinzip" ansahen.

46 Griechischer Philosoph, 427 -347 v. Chr.
47 Diese Aufteilung findet sich bei Sigmund Freud mit „Ich", „Es" und „Über-Ich" wieder.
48 Griechischer Philosoph, 384 – 322 v. Chr.

Galen von Pergamon, 129 n. Chr. – 200 n. Chr. brachte die antike Medizin zu ihrem letzten Höhepunkt. Er war römischer Arzt griechischer Herkunft und der bedeutendste Arzt der Antike nach Hippokrates. Das von ihm geschaffene, eklektische System der Heilkunde basierte zwar auf der hippokratischen Humoralmedizin, war aber um die mittlerweile genaueren medizinischen Kenntnisse erweitert[49]. Die Temperamentslehre erfuhr durch ihn eine bedeutende Weiterentwicklung. Er verfasste das "Corpus Galenicum"[50] ein medizinisches Grundlagenwerk, das bis in die Neuzeit hinein die Medizin beherrschte.

49 In seine Hippokrateskommentare hatte er zeitgenössisches Wissen mit einfließen lassen und so das Hippokratesbild idealisiert.

50 Leider gibt es keine deutsche Ausgabe dieser Schrift mehr.

9. Hippokrates und die Lehre von den vier Temperamenten (J. Broy)

Dieses Kapitel wurde als Buchfragment von Joachim Broy 2001/2002 verfasst.
Die Quelle des nachfolgenden Textes ist: Dr. med. Richard Kapferer, Die Werke des Hippokrates. (‚Corpus Hippocraticum' abgek. ‚C.H.'), Hippokrates-Verlag, GmbH, Stuttgart-Leipzig 1933.

Feuer

- Feuchter Grad des Feuers: Der „feuchteste Grad des Feuers" bedeutet ein mildes, nicht zu heißes und damit nicht zu stark trocknendes Feuer bei mäßiger Wärmeentwicklung. (Wie bei Verwendung von leicht feuchtem Holz.) Diese Art des Feuers ist charakteristisch für das sanguinische Temperament.
- Der starke Grad des Feuers: Die Flamme brennt stark und dadurch sehr heiß, viel Wärmeentwicklung. (Wie bei Verwendung von trockenem Holz.) Diese Art des Feuers ist charakteristisch für das cholerische Temperament.
- Feinstes Feuer: Die Flamme brennt normal, aber ist kleiner bzw. schmaler. Diese Art des Feuers ist charakteristisch für das phlegmatische Temperament.
- Lockeres Feuer: Eine von vornherein kleinere, schlecht brennende Flamme; zugleich etwas instabil. Diese Art des Feuers ist charakteristisch für das melancholische Temperament.

Wasser

- Dichter Grad des Wassers: Dieses Wasser befeuchtet stärker. Das Temperament ist demgemäß mehr feucht als warm, denn es enthält mehr (Ur-)Feuchtigkeit.
- Der feinste Grad des Wassers: Dieses Wasser befeuchtet geringer, weil dünnflüssiger als das dichte Wasser.
- Der trockenste Grad des Wassers: Dieses Wasser befeuchtet am geringsten, denn es enthält die wenigste (Ur-)Feuchtigkeit.

Kombinationen*:*

Der feuchteste Grad des Feuers und der dichteste Grad des Wassers = feuchte und warme Mischung: (Sanguiniker)

Der stärkste Grad des Feuers und der feinste Grad des Wassers = warme und trockene Mischung: (Choleriker)

Das dichteste Wasser und das feinste Feuer = kalte und feuchte Mischung: (Phlegmatiker)

Der lockerste Grad des Feuers und der trockenste Grad des Wassers = trockene und kalte Mischung: (Melancholiker).

Die Beschaffenheit der Elemente Feuer und Wasser

Der Text wurde in der Einteilung etwas umgestellt: in der Reihenfolge der Säfte und Temperamente. Die Originaltexte der alten Autoren sind in Kursiv-Schrift gedruckt.

> *„Wenn die feinste Erscheinungsform des Wassers und die lockerste Form des Feuers im menschlichen Körper eine Mischung eingehen, so bewirkt das die gesündeste Körperverfassung und zwar aus folgendem Grund:"*
>
> *„Bei den größten Witterungswechseln des Jahres wird keines von beiden bis zum äußersten Grad getrieben, weder das Wasser bis zur größten Dichte bei Zufuhr von Wasser, noch des Feuers bei der des Feuers, auch nicht beim Wechsel der Altersstufen, ebenso wenig bei einem Wechsel der Lebensführung hinsichtlich der Speisen und Getränke. Beide Grade können nämlich die größte Entwicklung und die größte Anfüllung annehmen."*

„Die Menschen von dieser Konstitution bleiben andauernd gesund bis zu 40 Jahren, andere auch bis ins höchste Alter. Diejenigen aber, die nach dem 40. Lebensjahr von einer Krankheit heimgesucht werden, sterben nicht eben häufig."

Diese elementare Verbindung ist die stärkste Mischung überhaupt, da es sich um ein dünnes, nicht zu reichliches Wasser bei mäßig loderndem Feuer handelt. Es wird hier ein Idealtyp beschrieben – entsprechend selten wird einem ein solch vollkommener Mensch begegnen. Dieses Ideal gibt gewissermaßen die Richtwerte für das spätere sanguinische Temperament vor. Der anabole und katabole Stoffwechsel[51] wird nicht überbeansprucht, so dass ein großer Spielraum für Normabweichungen vorhanden ist, sowohl hinsichtlich der Nahrungszufuhr als auch der körperlichen Beanspruchungen. Ein Mensch dieser Konstitution besitzt die größte Anpassungsfähigkeit gegenüber allen Faktoren, die einen Einfluss auf den Gesamt-Stoffwechsel ausüben. Er hat die besten Aussichten in Gesundheit ein hohes Alter zu erreichen.

51 Der Stoffwechsel wird in zwei Anteile unterschieden: die Prozesse, die zur Stoffaufnahme gehören werden mit Anabolismus bezeichnet, die Prozesse, die zum Stoffverbrauch gehören werden mit Katabolismus bezeichnet. Zum Anabolismus gehört damit die gesamte Verdauung bis zum Umbau der Nahrungsbestandteile in Stoffe, die der Körper verwerten kann. Er wird dem Element Wasser zugeordnet. Beim Stoffverbrauch wird Energie gewonnen, weshalb er dem Element Feuer zugeordnet ist.

9.1 Abweichungen vom Idealtyp

„Alle Körper aber, die eine Mischung aus dem stärksten Feuer und dem dichtesten Wasser aufweisen, werden zwar stark und leistungsfähig, erfordern aber viel Vorsicht, denn sie sind nach beiden Seiten hin großen Veränderungen ausgesetzt, bei Zufuhr von Wasser, ebenso auch einer solchen von Feuer werden sie krank."

Empfehlungen zu Lebensweise und Diät:

„Für einen solchen Menschen ist nun eine Lebensführung zuträglich, die der Jahreszeit entgegengesetzt ist. Wenn also eine Zufuhr von Wasser erfolgt, ist die dem Feuer zuneigende Lebensweise zu führen, wenn dagegen eine Zufuhr von Feuer erfolgt, ist die dem Wasser zuneigende Lebensweise zu führen, mit der man sich mit der Jahreszeit allmählich umstellt."

Auch Galen beschreibt diesen Menschentyp in seinem „Corpus Galenicum", Band II, „Die Natur d. Menschen":

„Wenn er aber das reifere Jünglingsalter überschritten hat, wird er in der ganzen Zwischenzeit bis zum beginnenden Welken deutlich zu warm erscheinen, so dass er für Krankheiten und Symptome, die von der gelben Galle herrühren leichter anfällig ist. Denn die starke Wärme, die die Feuchtigkeit verbraucht, macht die Mischung trockener. Da aber die Altersstufe der Reife warm ist, wird die Verbindung ihrer Mischungen warm und dabei trocken sein. Bei derartigen Mischungen überwiegt die blaßgelbe und gelbe Galle. Solche Naturen müssen ihr Leben bis ins Jünglingsalter ähnlich wie die besten Naturen einrichten ..."

Die elementare Mischung bei diesen Menschen ist durchaus symmetrisch. Es ist lediglich ein unzulässiges Übermaß der beiden Elemente Feuer und Wasser vorhanden. Es handelt sich hierbei eindeutig um kein Temperament, sondern eine besondere Variante - eine Konstitution, die genau der entspricht, die als sanguinisch-floride Form der hämangiotische Konstitution beschrieben wurde. (Siehe dazu Broy, Joachim: „Die Konstitution", Foitzick Verlag) Für die Temperamentenlehre in den folgenden Jahrhunderten fand dieser Typus darum auch keine Verwendung. Es ist wichtig für das Verständnis, dass in diesem Falle den Menschen nicht etwas „fehlt", was man zuführen kann, sondern im Gegenteil, etwas zu viel vorhanden ist. Solche Befunde „einer kritischen Fülle", die der Regulation bedürfen, finden sich in der Humoralpathologie genauso häufig, wie „Mangelzustände".

9.2 Die feuchte und warme Konstitution

„Geht (...) der feuchteste Grad des Feuers und der dichteste Grad des Wassers eine Mischung im Körper ein, so ist die Konstitution (...) feucht und warm (...) und an folgenden Zeichen zu erkennen:

Die Leute solcher Verfassung erkranken am meisten im Frühjahr, am wenigsten dagegen im Herbst, weil im Frühjahr ein Übermaß an Feuchtigkeit vorhanden ist, im Herbst dagegen das richtige Verhältnis der Trockenheit besteht."

„Von den Altersstufen sind die Jüngsten am meisten krank. Ihre Körper nehmen zwar schnell zu, aber solche sind mit Flüssen[52] behaftet.

In der Lebensführung ist diesen alles, was kalt und trocken macht zuträglich, sowohl in den Speisen und Getränken, wie in den Anstrengungen. Diesen bekommt es am meisten, wenn sie die Anstrengungen auf das Innere des Körpers richten."

„Diese Naturen sind langlebig und haben ein glückliches Alter."

Diese Säftemischung erhielt später den Namen „sanguinisches" Temperament. Die Kinder leiden oft an einer Skrofulose[53] mit häufigen fieberhaften Katarrhen.

9.3 Die warme und trockene Konstitution

Wenn der stärkste Grad des Feuers und der feinste Grad des Wassers eine Mischung eingehen, so ist die Konstitution warm und trocken. Bei solchen Leuten entsteht Krankheit bei Zufuhr von Feuer, Gesundheit aber bei einer solchen von Wasser.

In den Altersstufen, in denen sie in Bezug auf den guten Zustand des Fleisches in der Vollkraft sind, sind sie am meisten Krankheiten ausgesetzt. Am gesündesten sind die Älteren und die ihnen an Jahren nach oben und unten nächststehenden.

Empfehlung für die Lebensweise: *Alles was kalt und feucht macht.*
Anstrengungen: *Alles was am wenigsten warm und das Fleisch schmelzen macht und so am meisten Kühlung verschafft.*
Diese Säftemischung erhielt später den Namen: cholerisches Temperament. Menschen von cholerischem Temperament benötigen häufiger Trink- und Badekuren. (Wasser

52 Hier ist eine Neigung zu Katarrhen gemeint.

53 Ausreifungsstörung des Lymphsystems, die eine erhöhte Infektneigung bedingt. Das zeigt sich bei Kleinkindern gerne in einem Dauerschnupfen, so dass über Wochen bis Monate eine „Rotznase" besteht.

kühlt Feuer...). Da im Alter der Körper kühler wird, werden sie dann gemäßigter und gesünder.

9.4 Die kalte und feuchte Konstitution

Wenn sich (...) das dichteste Wasser und das feinste Feuer im Körper vermischen, so treten solche Erscheinungen auf, aus denen man auf kalte und feuchte Konstitution schließen muss.

Diese Körper sind im Winter mehr krank als im Sommer, auch im Frühjahr mehr als im Herbst.

Was die Altersstufen anbelangt so sind unter den Menschen solcher Konstitution die Kinder am gesündesten, an zweiter Stelle die Jugendlichen, am kränksten aber sind die ganz alten Leute und die ihnen an Jahren nächststehenden, auch altern solche Konstitutionen schnell.

Solche Leute müssen eine Lebensführung einhalten, die warm und trocken macht, sowohl bei den Anstrengungen wie bei den Speisen.

Diese Säftemischung erhielt später den Namen „phlegmatisches" Temperament. Die Empfehlungen zur Lebensweise sind denen des cholerischen Temperamentes entgegengesetzt. Stoffabgabe und Ausscheidung sollten vor der Aufnahme dominieren.

9.5 Die kalte und trockene Konstitution

Wenn der lockerste Grad des Feuers und der trockenste Grad des Wassers eine Mischung eingehen, so ist eine solche Konstitution trocken und kalt.

Solche sind im Herbst krank, gesund dagegen im Frühjahr und ebenso in den diesen Jahreszeiten am nächststehenden Zeiten.

Die Altersstufen gegen die 40-er Jahre hin sind mehr krank, die Kinder sind am gesündesten und die der Kindheit Nahestehenden.

Empfehlung zur Ernährung: Alles Warme, was feucht macht.
Empfehlung zur Lebensweise in Bezug auf Anstrengungen: Solche, die allmählich mit wenig anfangend gesteigert warm machen, ohne viel von dem vorhandenen Fleisch wegzunehmen.

Diese Säftemischung erhielt später den Namen: melancholisches Temperament. Die geringe Energie-Entwicklung (lockerster Grad des Feuers) und die mangelhafte Gewebs-Ernährung (trockenster Grad des Wassers) führen, je nach Ausmaß, zu einer mehr oder weniger drastischen Einbuße der Anpassungsfähigkeit. Von daher sind Melancholiker im täglichen Leben die „Problemfälle".
Joachim Broy schrieb zu diesen antiken Texten:
„Die übliche Behauptung, dass die Temperamentslehre unmittelbar von Hippokrates abstamme, der sie den vier Elementen Feuer, Luft, Wasser und Erde zuordnete, trifft offensichtlich nicht zu.

1. Es ist nur von zwei Elementen die Rede (2-Elementen-Theorie mit Feuer und Wasser)
2. Der Terminus ‚Temperamentum' wurde noch nicht verwendet, sondern dafür das Wort ‚Konstitution' = Verfassung, Beschaffenheit.
3. Die Hippokrates ebenfalls gelegentlich zugeschriebene Basis der Temperamente auf die vier Säfte (Blut, gelbe Galle, Schleim, schwarze Galle) findet keinerlei Erwähnung.
4. Hippokrates hat in seiner Darstellung der vier „Konstitutionen", wie er sie nennt, diesen keinerlei psychische Eigenschaften zugeordnet, sondern ist lediglich auf deren mögliche Krankheitsanlagen eingegangen."

9.6 Die Altersstufen

Die Altersstufen verhalten sich folgendermaßen zueinander:

Das Kind ist aus Feuchtem und Wärmsten gemischt, wie es daraus zusammengesetzt und in diesem gewachsen ist. Am feuchtesten und wärmsten ist folglich, was der Geburt am nächsten steht und es wächst am meisten, ebenso das daran anschließend Alter.

Der Jugendliche ist zwar warm, weil die Zufuhr von Feuer über das Wasser Herr wird, aber trocken, weil des aus der Kindheit stammende Feuchte bereits aufgebraucht ist, teils zu Wachstum des Körpers, teils zur Bewegung des Feuers, teils infolge von Anstrengungen.

Der Mann ist, wenn sein Körper fertig entwickelt ist, trocken und kalt, weil die Zufuhr des Warmen nicht mehr die Oberhand hat, sondern zum Stillstand gekommen ist; er ist ferner, weil der Körper im Wachstum einhält, kalt geworden. Von der jüngeren Altersstufe her stammt noch das Trockene, von der nächsten Altersstufe und der Zufuhr von Wasser aber hat er noch nicht die Feuchtigkeit, deshalb gewinnt das Trockene die Oberhand.

Die Greise sind kalt und feucht, weil Abgang von Feuer, aber Zugang von Wasser stattfindet und es erfolgt ein Verlust des Trockenen, dagegen ein sich Festsetzen des Feuchten.

9.7 Der Einfluss der Ortslage und Luft/Winde auf die Konstitution (Mischung) des Menschen

Diese Angaben sind im C.H. sehr umfangreich. Sie werden hier ansatzweise aufgeführt, damit ersichtlich wird wie das Klima auf die Qualitäten einwirkt.

Die südlichen Länder: sind wärmer und trockener als die nördlichen, weil sie der Sonne näher liegen. In diesen Ländern ist notwendigerweise der Menschenschlag, wie auch die Vegetation trockener, wärmer und kräftiger als in denen, von entgegengesetzter Lage.

Die seen- und sumpfreichen Landstriche: machen feucht und warm(...) weil sie tief liegen (...) und weil die Erzeugnisse des Bodens (...) feuchter sind und die Luft (...) wegen des Wassers (...) dichter ist.

Die muldenförmigen und wasserarmen Landstriche: dagegen machen trocken und warm (...) weil sie tief liegen und rings eingeschlossen sind. Trocken machen sie wegen der Trockenheit der Nahrung und weil die Luft (...) infolge ihrer Trockenheit das Feuchte aus dem Körper (...) herauszieht.

9.8 Die Winde

Es liegt in der Natur aller Winde, dass sie sowohl die Körper der Lebewesen als auch der Bodengewächse feucht und kalt machen (...) aber wegen der Lage der Gegenden und Stellen, über die die Winde wehen (...) werden sie voneinander verschieden - kälter, wärmer, feuchter, trockener, schädlicher, gesünder.

Der Nordwind weht kalt und feucht. (Gilt auch von den Winden, die über das Meer, Flüsse oder Seen kommen.)

Der Südwind weht warm und trocken (...) außer was die Lage der Gegenden bedingt. Ist er dagegen über das Meer gezogen, so erfüllt er das Land, da er nun warm und locker ist (d. h.: die Luft ist nicht dicht), mit viel Feuchtigkeit. Der Südwind ist (dann) notwendigerweise warm und feucht.

Die Landwinde sind (...) trockener, da sie von der Sonne und der Erde ausgetrocknet werden. Sie ziehen die Flüssigkeit aus der belebten Natur und schädigen (...) sowohl die Pflanzen, als auch die tierischen Lebewesen.

Alle Winde die über Gebirge herabsteigen, trocknen nicht nur, sondern rufen auch in der Luft (...) eine Störung hervor, ebenso auch in den Körpern der Menschen[54].

„Alle Winde, die vom Meer, Seen, Flüssen oder Schnee in die Länder kommen, machen allesamt (...) feucht und kalt; sie bringen dem Körper Gesundheit, soweit sie nicht übermäßig kalt sind. Im Übrigen aber wirken diese Winde nützlich, weil sie Luft rein und klar machen und dem Warmen der Psyche Feuchtigkeit zuführen.

Diese Aufzählung der verschiedenen Arten der „Lebensluft" und ihrer Bewegung war für die alten Ärzte von besonderer Bedeutung, denn das Element Luft enthielt nach ihrer Auffassung auch ein lebensschöpferisches und lebenserhaltendes Prinzip: das Pneuma. Über seine Wirkung auf die Gesundheit des Menschen hinaus nahm „Luft" einen wesentlichen Einfluss auf die Herausbildung und Wandlung der Temperamente.

Im Buch „Die Winde" (Luft) finden sich im C.H. weitere Ausführungen zu diesem Thema:

Die Körper der Menschen werden durch dreierlei Nahrung ernährt. Diese dreierlei Nahrung hat folgende Namen: Speise, Trank, Luft.

Die Luft in den Körpern wird „Wind" (das bewegte, aber normalerweise gebundene Element des gasförmigen Aggregatzustandes), die außerhalb der Körper aber „freie Luft" genannt.

Diese (Luft) ist eine sehr große Macht in allem über alles und es lohnt sich, ihre Macht zu betrachten. (...) denn für das Feuer ist die Luft Nahrung; ein Feuer dagegen, der Luft beraubt, könnte nicht brennen.

Hierauf ist nun zu sagen, dass, wie sich erwarten lässt, die Krankheiten vorzugsweise nicht anders woher entstehen als daher, dass die Luft entweder in zu großer oder zu geringer Menge oder auch zu stark verdichtet und mit krankmachenden Miasmen durchsetzt in den Körper gelangt.

54 Damit ist Föhn gemeint.

Zum Beispiel wurden viele Krankheiten, besonders die epidemischen, auf spezielle Verunreinigungen der Luft zurück geführt. Die Frage, warum dann nicht alle Menschen von den Krankheiten befallen werden, die über die „Luftverunreinigung" verursacht werden, wird auch beantwortet:

> *„Weil (...) Körper von Körper, Natur von Natur, Nahrung von Nahrung verschieden ist."*

10. Temperamentenlehre

10.1 Der Begriff der Mischung und der Temperierung

Mischen heißt: verschiedene Substanzen so zusammenzufügen, dass eine einheitliche Masse, ein Gemisch entsteht. Die Komponenten gehen bei einer Mischung keine sehr engen Bindungen miteinander ein. Einzelne Bestandteile behalten, im Gegensatz zu einer chemischen Verbindung, ihre eigene Struktur, wobei sie sich gegenseitig, je nach ihren unterschiedlichen Qualitäten, ihre Wirkkraft verändern, steigern oder mildern und mäßigen.

Mischung, Form und Kraft können sich nur gleichzeitig verändern.

Wenn dabei die Wärmegrade verändert werden, bezeichnete man diesen Vorgang auch als Temperierung. Es entsteht eine Modulation – ein Ausgleich, eine Mäßigung - in Bezug auf den Wirkungsgrad der einzelnen Mischungs-Komponenten.

Entsprechend wird der Vorgang der Mäßigung und des Ausgleichs einer Mischung von qualitativen Faktoren als „temperieren" bezeichnet.

> Als Beispiel dafür ein Tee aus einer Mischung von Heilkräutern: durch das Zusammenspiel der verschiedenen Heilkräuter mit ihren unterschiedlichen Qualitäten entsteht eine neue Qualität. Wenn zum Beispiel die „trockene und warme" Pfefferminze mit der „feuchten und nur mäßig warmen" Süßholzwurzel gemischt wird, wird die wärmende und trocknende Wirkung der Pfefferminze mit Süßholz „kühler" und „feuchter" gemacht. Und diese Teemischung wirkt befeuchtend und sekretlösend bei Husten. So können sich die Wirkungen der beiden Pflanzen ergänzen.

Mischungen können aber auch dazu führen, dass Pflanzen sich in ihrer qualitativen Wirkung aufheben: so z. B. wenn Pfefferminzblätter mit Kamillenblüten gemischt werden.

Zurück zum Menschen:

Die ordnungsgemäße Mischung der körperlichen Funktionskomponenten (Humores bzw. elementare Qualitäten), aus denen jeder Mensch besteht, begründen die Besonderheit (Individualität) der Grundstimmung und Erregbarkeit.

Eine vollkommene, ideale Mischung der Qualitäten ist nicht auf Dauer erreichbar, denn die Bedingungen wechseln ständig. Jahreszeit, Tageszeit, Witterung und körperliche Anforderungen produzieren ständig neue Bedingungen. Ebenso verschieben innere Bedingungen infolge psychischer Verfassung sowie Speisen- und Getränkeaufnahme die Mischung. So pendeln die Kurven der Säfte, ebenso wie die Ganzheitsqualität, ständig um einen Mittelwert. Das erlaubt eine bestmöglichste Anpassung. Dabei besteht im Zustand der Gesundheit eine Toleranz gegenüber kleinen oder mäßigen Abweichungen.

Galenos (Physis):

„Die Funktion der Organe geht hervor aus der Mischung der Qualitäten, denn sie *(die Mischung)* sind die Ursache der Bewegung."

In der Humoralpathologie bezeichnet der Terminus ‚Bewegung' alle funktionellen Abläufe; geistig-nervöse wie körperliche.

„Vermöge der Mischung verhalten sich die Organe aktiv oder passiv zueinander."

„Die Vortrefflichkeit des Leibes, wie Gesundheit und Wohlergehen, suchen wir in einer Mischung und Symmetrie des Warmen und Kalten".[55]

10.2 Der Begriff des Mischtemperamentes

Die Begründung der Temperamentslehre in der Mischung der Körpersäfte erlaubt keine „Mischtemperamente". Denn das wäre ja wegen ihrer unterschiedlichen Qualitäten nicht möglich:
Wie sollte man sich z. B. eine gleichmäßige Mischung zwischen dem heißen und trockenen Choleriker und dem kalten und feuchten Phlegmatiker vorstellen?
Nach der antiken Physiologie wäre ein solcher Zustand mit dem irdischen Leben unvereinbar, denn es bestünde dann keine Polarität mehr, weil sich die Gegensätze heiß und trocken zu kalt und feucht aufheben. Wie der Eindruck eines Mischtemperamentes tatsächlich zustande kommen kann, wird noch erklärt werden.

55 Aristoteles: Auskultatio physika.

11. Temperamentenlehre: Vernunft und Unvernunft – von Joachim Broy

Dieses Kapitel wurde als Buchfragment von Joachim Broy 2001/2002 verfasst.
Die Quelle des nachfolgenden Textes ist: Dr. med. Richard Kapferer, Die Werke des Hippokrates. (‚Corpus Hippocraticum' abgek. ‚C.H.'), Hippokrates-Verlag, GmbH, Stuttgart-Leipzig 1933.

> *„Wenn vom Feuer der feuchteste und vom Wasser der trockenste Grad eine Mischung im Körper eingehen, so entsteht der höchste Grad von Vernunft ..."*
>
> *„Jedes von beiden ist so vollkommen genügend. Weder breitet sich das Feuer infolge Mangels an Nahrung weithin aus, noch wird das Wasser - der Bewegung bedürftig - in hohem Grade gehaltlos."*
>
> *„Die aus dieser Mischung bestehende Psyche ist am vernünftigsten und die Gedächtnisstärkste."*
>
> *Es ist der schon beschriebene Idealtyp; auf allen Ebenen.*
>
> *„Wenn dagegen einer der beiden Vorgänge infolge Zufuhr irgendeines Stoffes zu- oder abnimmt, so kommt etwas ganz Unvernünftiges heraus."*
>
> *„Wenn eine Mischung des lautersten Feuers und Wassers besteht, das Feuer aber hinter dem Wasser zurücksteht, so sind sie zwar auch vernünftig, aber dürftiger als die der vorigen Art, weil das Feuer vom Wasser bezwungen und die Bewegung langsam gestaltet wird und dadurch auf die Wahrnehmungen empfindungsloser auftritt. Solche Psychen sind aber ziemlich ausdauernd in dem, womit sie sich befassen."*

Gemeint ist eine Mischung, bei der das Wasserelement ein erhebliches Übergewicht – Phlegmatismus[56] – über ein normal repräsentiertes Feuerelement ausübt.

56 S. Kapitel 15.2

11.1 Auswirkung von vermindertem Feuerelement auf die geistigen Fähigkeiten

> *„Wenn aber das Feuer die geringere Wirkung gegenüber dem Wasser bekommt, so ist dieser (Mensch) notwendigerweise langsamer ...“*
>
> *„Weil nämlich ihr Stoffwechsel langsamer ist, fallen die Sinneseindrücke sozusagen kurz ein (...) und vermischen sich wegen der Langsamkeit des Stoffwechsels nur wenig (...).“*
>
> *„Wenn diese Leute aber richtig leben, können auch sie sich bessern. Zuträglich ist ihnen die Lebensweise (...), nämlich trockenere und weniger Speisen zu sich zu nehmen, andererseits mehr und strengere Anstrengungen zu leisten. Zuträglich sind auch Dampfbäder (...).“*
>
> *„Wenn man das tut, kann man gesünder und vernünftiger werden.“*

Hier ist die Energie des Feuerelementes primär reduziert bei normal repräsentiertem Wasserelement.
Die dadurch bedingte Verlangsamung des Stoffwechsels hat auch eine Verringerung der Sensibilität zur Folge. Im Originaltext wird diesen Menschen eine schwache Psyche mit vermindertem Denkvermögen[57] zugesprochen.
Diese Mischung muss von manchen mittelalterlichen Autoren fälschlicherweise ebenfalls dem „normalen“ phlegmatischen Temperament zugeordnet worden sein. Mit solchen Fehlinterpretationen ist es zu erklären, dass dem Phlegmatiker Stumpfsinn, Denkfaulheit bis Dummheit unterstellt wurde.
Es wird noch eine weitere Steigerung dieser Konstitution (Wasser normal, Feuer vermindert) beschrieben:

> *„Wenn das Feuer von dem vorhandenem Wasser aber in noch höherem Grade beherrscht wird, so heißen diese Menschen bei den einen unvernünftig, bei den anderen ‚vom Donner getroffen‘.*

57 Kognitive Fähigkeiten: Gedächtnis, Konzentration, Abstraktionsvermögen etc.

Letzterer Ausdruck bezeichnet eine geistige Beschränktheit.

„Die Verrücktheit dieser Leute bezieht sich auf die größere Langsamkeit;“ – d.h. die Verminderung des Stoff- und Energieumsatzes hemmt auch die Wahrnehmungsfähigkeit.

„Sie weinen wegen nichts und wieder nichts, sie fürchten sich was nicht zu fürchten ist, sie härmen sich um Dinge, die sie nichts angehen und sie haben von nichts eine richtige Empfindung, wie es vernünftigen Leuten zukommt.“

Für einen therapeutischen Versuch werden anschließend ausleitende und ausscheidende Maßnahmen empfohlen wie: Dampfbäder, Abführkuren und Nießwurzanwendung zur Anregung der Schleimabsonderung aus der Nase, um das Gehirn von der Überfülle des Phlegmas zu reinigen. Die Anregung der Schleimabsonderung wird auch für die Lunge empfohlen: um eine Verbesserung der Luftaufnahme zu bewirken, was andererseits zu einer Entfachung des inneren Feuerelementes führt.

11.2 Auswirkung eines erhöhten Feuerelementes auf die geistigen Fähigkeiten

„Wenn das Wasser dagegen eine schwächere Wirkung hat, während das Feuer eine reine Mischung aufweist, so ist eine solche Psyche in gesunden Körpern vernünftig, sie nimmt die einfallenden Eindrücke rasch wahr und erleidet keine häufige Veränderung.

So ist also die Konstitution einer guten Psyche beschaffen, sie kann aber bei richtiger Lebensweise besser werden, bei unrichtiger dagegen schlechter.

Für einen solchen Menschen nützt es mehr, die zum Wasser neigende Lebensweise einzuhalten, wobei er sich vor einem Übermaß an Speisen, Getränken und Anstrengungen hüte“.

Hippokrates empfiehlt leichte Sportarten und warnt vor Übertreibungen.
Solange der Mensch gesund bleibt, ist auch die „Zusammensetzung seiner Psyche vernünftig“.

„Wenn aber die Kraft des Wassers noch mehr dem Feuer unterlegen ist, dann ist bei einem Menschen die Psyche notwendig umso scharfsinniger, je schneller sie bewegt wird; ferner muss sie den Wahrnehmungen schneller begegnen, dagegen weniger beständig sein, als bei der im vorigen Fall, weil sie die Eindrücke rascher sondiert und sich wegen ihrer Schnelligkeit mehr Gegenständen zuwendet.“

„Für einen solchen Menschen ist es zuträglich, die zum Wasser neigende Lebensweise in größerem Ausmaß als im vorigen Fall einzuhalten, mehr Gerstenbreikuchen als Brot, mehr Fisch als Fleisch zu essen, wasserhaltigere Getränke zu genießen, den

Beischlaf weniger auszuüben, von Anstrengungen zuförderst solche zu leisten, die der Natur entsprechen und zwar sehr viele; (damit ist gemeint, dass solche Menschen einen hohen Aktivitätsdrang haben, und den auch ausleben sollen) *solche unter Kraftaufwand nur, wenn es sein muss, aber dann weniger."*

„Für solche ist es auch, um vernünftig zu werden, zuträglich, abzumagern, denn zur Beleibtheit kommt notwendig eine Entzündung[58] *des Blutes. Widerfährt letzteres aber einer solchen Psyche, so geht sie leicht in einen Zustand der Aufgebrachtheit* (hier ist Wut gemeint) *über, weil das Wasser überwältigt, das Feuer aber herbeigezogen worden ist."*

„Für solche ist es zuträglich, ihre Geschäfte lieber nach dem Essen als nüchtern zu besorgen, denn die Psyche ist ruhiger, wenn sie sich mit der ihr zuträglichen Nahrung mischen kann, als wenn sie der Nahrung bedürftig ist."

„Wenn aber bei jemandem das Wasser noch mehr gegenüber dem Feuer unterliegt, so ist eine solche Psyche allzu hitzig (...)."

Der Autor beschreibt anschließend das Auftreten von manischen Geistesstörungen schwereren Ausmaßes. Seine therapeutischen Empfehlungen sind im Wesentlichen dieselben wie im vorherigen Fall. Außer reichlichem Trinken nennt er interessanterweise lauwarme Bäder mit einem Oberguss. Insbesondere sind diese Maßnahmen im Sommer notwendig, wobei noch zusätzlich reichlicher Schlaf nötig wäre. Nach humoralmedizinischer Auffassung gilt der Schlaf als befeuchtende Phase, und ist eine unabdingbare Voraussetzung für eine regelrechte „Feuchte".

58 Bei so starkem Feuerelement wäre eine Zunahme des Phlegmas nicht möglich: es würde kein Phlegmatismus entstehen, sondern mehr „Sanguis", was sich in einer körperlichen Blutfülle, der so genannten aktiven Plethora zeigen würde. Solche „Blutfülle" neigt zu aktivem Blutandrang – was Entzündungen begünstigt, aber auch Bluthochdruck und Schlaganfall.

12. Die zusammenfassende Darstellung der Temperamente

Zum leichteren Verständnis fasse ich in den folgenden Kapiteln die Beschreibung der Temperamente noch einmal zusammen.
Dabei beginne ich mit dem Element, seinen Qualitäten und ihren grundlegenden Auswirkungen:

- auf den Stoffwechsel: Wie ist das Verhältnis von Stoffaufbau (Anabolismus) und Stoffverbrauch (Katabolismus)?
- auf das Nervensystem und die Kraft auf Reize zu reagieren: Wie ist die Reizfähigkeit (Sensibilität) und Reizbeantwortung (Irritabilität)?

Aus dem Zusammenspiel dieser beiden „Bausteine" lässt sich die weitere Beschreibung des Temperamentes rational ableiten.

12.1 Das sanguinische Temperament – zusammenfassende Darstellung

Ist dem Element Luft zugeordnet, dem Kardinalsaft Blut, das mit den Qualitäten warm und feucht bezeichnet ist. Damit ist das sanguinische Temperament das Temperament mit dem höchsten Struktur- und Energieniveau: Anabole und katabole Grundfunktionen sind ausgeglichen. Ebenso wie Sensibilität und Irritabilität. Diese Gegebenheiten ermöglichen insgesamt eine gute Regenerationsfähigkeit[59].
Die vorhandene Kraft verschafft Beweglichkeit – mit entsprechend wenig Fixierung.
Dies führt zu:

- leichter Beeindruckbarkeit durch Reize und lebhafter Reizbeantwortung auf allen Ebenen.
- Entsprechend ist die sinnliche Wahrnehmung erhöht – v. a. der Geruchssinn ist stark ausgeprägt.
- die Reize gehen nicht in die Tiefe, prägen sich nicht so ein.
- Körperfunktionen sind leicht zu irritieren, aber nicht nachhaltig.
- Die Widerstandskraft gegenüber Erkrankungen ist insgesamt sehr gut.
- Trotz hoher Sensibilität ist die Belastbarkeit auf allen Ebenen insgesamt gegeben.

59 Vorausgesetzt die Zeit zur Regeneration/Schlafdauer ist ausreichend

Verhalten:

- Vielseitige Interessen, Neugierde bis Ablenkbarkeit.
- Die Phantasie ist entsprechend lebhaft.
- In Konfliktsituationen wird die momentan optimale - also nicht die langfristig beste Lösung gesucht, denn die Beweglichkeit und damit Anpassungsfähigkeit widerstehen eher langfristigen Perspektiven und Planungen.
- Die Grundstimmung ist vorwiegend heiter und gesellig.
- Insgesamt wirkt das sanguinische Temperament in allen Bereichen eher unbestimmt und undifferenziert. Menschen mit sanguinischem Temperament haben die geringsten „Ecken und Kanten" im Umgang.

Aus diesem höchsten Maß von Struktur- und Energieniveau leitet sich auch ab, dass Kinder – mit ihrem großen Entwicklungspotential - dem sanguinischen Temperament zugerechnet werden. Ansonsten wird das sanguinische Temperament dem weiblichen Prinzip zugeordnet.

12.1.1 körperliche Merkmale des sanguinischen Temperamentes

Kardinalorgan[60]**:** Herz-Kreislaufsystem

Körperliche Erscheinung:

- straffe, gerade Haltung
- mäßig bis kräftig muskulös
- schlank bis vollschlank
- typisch ist die abfallende Schulterlinie. Aber seelische Anspannung bewirkt eine flachere Atmung und über die angespannte Atemhilfsmuskulatur können die Schultern gerader wirken.
- eher schmale Schultern v. a. bei Frauen
- schlanke Taille im Verhältnis zu Schultern und Hüften. Bei Frauen entsteht so der Gesamteindruck von „typisch weiblichen Kurven".

Kopf und Gesichtsform:

Hohe gerundete Stirn, runde Nase bis Stupsnase, rundes Kinn. Insgesamt wenig „Ecken und Kanten", also keine markanten Gesichtszüge; eher Kindchenschema mit großen Augen. Der Abstand zwischen Augen und den Augenbrauen ist weit, weshalb die Augen größer wirken. Die Augenbrauen sind bei Männern eher gerade, bei Frauen stark geschwungen.

60 Das Organsystem, das mit seinen Qualitäten dem Kardinalsaft am stärksten verkörpert, wird als Kardinalorgan bezeichnet. Damit wäre das Herz das „feuchteste und wärmste" Organ des Körpers.

Mund: bei Männern schmal, bei Frauen voll. Bei Ausreifungsstörungen des Lymphsystems wächst die Unterlippe stärker heraus, und das Herz der Oberlippe wird stärker ausgeprägt.
Hautfarbe: rosig
Gefühlsausdruck: Insgesamt lebhaft und nicht nachtragend. Aber bei starker psychischer Belastung können die Affekte heftig werden und so vehement, dass sie mit denen des cholerischen Temperamentes verwechselt werden können.
Krankheitsneigung:

- Wechselnde Symptome sind typisch, daher sind länger bestehende Krankheiten besonders ernst zu nehmen[61].
- Kinder neigen zu Katarrhen und fieberhaften Erkrankungen.

12.2 Das cholerische Temperament – zusammenfassende Darstellung

Dieses Temperament stelle ich besonders ausführlich dar, weil es so häufig falsch interpretiert wird. Denn in unserem Sprachgebrauch ist cholerisches Verhalten ausschließlich negativ besetzt und meint nur noch „unbeherrscht“ bis gewalttätig. Dem cholerischen Temperament ist das Element Feuer zugeordnet mit seinen Qualitäten warm und trocken. Im Verhältnis zum sanguinischen Temperament ist die Energiebilanz gesteigert und die Feuchtigkeit vermindert. Entsprechend sind die Irritabilität und die katabole Grundfunktion erhöht.
Dies führt zu:

- Einer gesteigerten Energiebilanz mit leichter Erregbarkeit; also prompter Ansprechbarkeit auf äußere Reize und erhöhter psychomotorischer Umsetzung, die rasch abklingt. Dabei besteht eine Neigung zu Hyperkinesien[62], also Überfunktionen.
- Die erhöhte Irritabilität führt zu großer Ausdauer und Kraft in den Bewegungen. Dabei entsprechen sich Organfunktionen und Bewegungsabläufe, inklusive Gestik und Mimik. Sie sind rasch, kraftvoll bis ungestüm und überschießend.
- Der Stoffverbrauch ist entsprechend hoch: Das cholerische Temperament braucht viel Nahrung.
- Die verminderte Feuchtigkeit führt zu einem niedrigeren Ordnungsgrad der Struktur. Daher hinterlassen Reaktionen auf Reize eine stärkere Wirkung, denn sie prägen sich schneller in die Struktur – mit dem niedrigeren Ordnungsgrad – ein. Und deshalb

61 Infolge länger bestehender Erkrankungen kann es zum Übergang in ein anderes Temperament kommen.
62 Aus dem griechischen hyper bedeutet: über. Und kinesis bedeutet: bewegen.

wirken Reize insgesamt länger nach und „gehen mehr in die Tiefe", als beim Sanguiniker.

Verhalten:

- Das starke Feuerelement führt zu Willensstärke und reduziert die Fähigkeit zur Vernunft. Von daher sind dem cholerischen Temperament das zweckdienliche Anpassen und der Opportunismus nicht gegeben.
- Ebenso ausgeprägt wie die Willenskraft ist das Ehr- und Rechtsgefühl. Dazu gehört auch der Drang, „schwächere" Menschen zu schützen. Die Figur eines Robin Hood mit dem Beschützerinstinkt für die Schwachen und Hilflosen und der Rebellion gegen die ungerechte Obrigkeit, zeigt dieses typisch „ritterliche" Verhalten eines Cholerikers.
- Willenskraft, mit entsprechendem Ehrgeiz und ein großes Aktionsbedürfnis führen dazu, dass sich leicht zu viel zugemutet wird: Denn was gemacht wird, wird ganz gemacht und ausdauernd – keine Halbheiten. Wird dann der Tatendrang nicht durch Realitätsnähe kontrolliert, neigt man zum Sich-Übernehmen, mit dem entsprechenden Hang zum Chaos, das ein „Macher" haben kann.
- Die Sinnesfähigkeit ist der des Sanguinikers ähnlich, doch die Sinnesreize wirken nachhaltiger, so dass weitere Eindrücke nicht aufgenommen werden können. Gute Zuhörer, die lange zuhören und viele Informationen aufnehmen können findet man bei diesem Temperament selten. Was aber aufgenommen wurde, macht einen tiefen Eindruck und wird behalten.
- Das wirkt sich auf die geistige Entwicklung aus: es besteht ein Drang nach Erkenntnis, dem Wesen der Dinge und ihrer Struktur „auf den Grund zu gehen". Durch Denkkraft und Scharfsinn ist das cholerische Temperament dabei für Träumereien wenig empfänglich. Die Denkkraft ist nach der körperlichen und geistigen Vollreife am stärksten. Bei Frauen erfolgt sie zwischen 20 und 25 Jahren, bei Männern etwa 5 Jahre später.
- Das Ehr- und Rechtsgefühl lässt auf Unterdrückung und Kränkungen empfindlich reagieren: rebellisches Verhalten, Eigensinn bis zur Halsstarrigkeit und Rachsucht sind möglich.
- Mit zunehmendem Alter erhöht sich das Realitätsbewusstsein und der Tatendrang wird gelenkter; er ist auf weniger Dinge konzentriert. Insgesamt wird dann mehr taktiert und weniger explosiv reagiert[63].

Das cholerische Temperament wird dem männlichen Prinzip zugeordnet.

63 Physiologisch nimmt das Feuer-Element im Laufe des Lebens ab. Entsprechend fühlt man mit zunehmendem Alter, dass die Kräfte nachlassen - die Lebenskraft und der Körper verbraucht sich.

12.2.1 Körperliche Merkmale des cholerischen Temperamentes

Kardinalorgan: Leber
Die Gallebildung wird bei diesem Temperament stärker erregt. Normalerweise wird durch Ärger und Zorn die Gallebildung vermehrt, so dass jeder Mensch eine Gallevermehrung erleiden kann, aber beim Choleriker führen alle Emotionen zur Polycholie[64].

Körperliche Erscheinung
- straffe und aufgerichtete Haltung
- kräftige Gestalt mit üppig muskulösem Fleisch und kräftigem Hals - bis zum „Stiernacken"
- breite Schultern. Waagerechte Schlüsselbeine sind typisch (im Gegensatz zur abfallenden Schulterlinie der Sanguiniker)
- die Taille ist wenig ausgeprägt.
- die Hüften sind schmaler als die Schultern, was typisch für die Körperform des männlichen Prinzips ist.

Kopf und Gesicht
- die Kopfform ist schlank bis kubisch mit hohem, flachem Scheitel.
- Die Stirn ist breit und eckig mit hohem Haaransatz. Typisch ist spärliches Kopfhaar und „Geheimratsecken".
- Die Augenbrauen sind kräftig ausgeprägt und wenig geschwungen; eher gerade. Der Abstand zwischen Augen und Augenbrauen ist eng.
- Die Nase ist groß, kräftig mit geradem Nasensteg. Der Nasenrücken eventuell gebogen bis zur „Adlernase". Die Nasenwurzel ist tief eingeprägt.
- Das Kinn ist groß und breit.
- Der Mund ist breit und macht unter Umständen einen „verbissenen" Eindruck.
- Insgesamt wirken die Gesichtszüge markant.

Haut
Die Hautfarbe wird stark von den Emotionen beeinflusst (Aufregung, Scham, „Zornesröte"). Insgesamt aber besteht die Tendenz zu blasser, leicht gelblicher Farbe. Die Haut ist insgesamt eher fettig glänzend. Die Haut schwitzt leicht und ist daher eher feucht[65].

Gefühlsausdruck: Er ist lebhaft, mit häufigem Wechsel der Mimik und wirkt oft bestimmend. Die Gebärden sind kraftvoll und rasch.

64 Polycholie heißt „viel Galle"
65 Nimmt die Trockenheit zu, kann das ein erster Hinweis auf den Übergang in das melancholische Temperament sein.

Krankheitsneigung

Die Krankheitsanlage ist geringer als beim Sanguiniker. Allgemein überwindet das cholerische Temperament Erkrankungen gut; allerdings mit hohem Kraftaufwand. Entsprechend kommt es dann zu Gewichtsabnahme.

Typisch sind akute Erkrankungen mit Schüttelfrost, Fieber oder örtlicher Hitze, sowie hyperkinetischen Zustände, die vor allem Leber und Gallenblase betreffen, aber auch Herz und Kreislauf. Die Rekonvaleszenz ist oft verlängert, und Schonung ist notwendig, sonst kommt es zu Rezidiven. Infolge Überanstrengung kann es aber auch zu schweren Erkrankungen kommen, wie Venenentzündungen ohne Krampfadern, spastische Obstipation, Hypertonie etc.

12.2.2 Die cholerische Frau

Da das cholerische Temperament dem männlichen Prinzip zugeordnet ist, wirkt es sich bei Frauen etwas anders aus, als bei Männern. Denn das weibliche Geschlecht wirkt als Prinzip dämpfend auf das cholerische (männliche) Prinzip. Aber je früher bei Frauen der Übergang aus dem sanguinischen Temperament in das cholerische Temperament stattfindet, desto stärker ist es ausgeprägt.

Solche Frauen wirken zupackend und gestalten ihr Leben selbst. Diese Frauen findet man vor allem in selbstständigen Berufen, aber auch unter den Künstlerinnen, professionellen Sportlerinnen und Frauen in Führungspostionen. Das Ehr- und Rechtsgefühl ist ausgeprägt; ebenso der Beschützerinstinkt. Das kann zu Problemen mit Überverantwortlichkeit führen. – Um mit diesen Anlagen umzugehen, müssen sie oft hart an sich arbeiten.

Sie können schwer Zärtlichkeit geben, benötigen sie aber selbst sehr, was zu Konflikten in der Partnerschaft, im Liebesleben führen kann.

Seelische Erregungen wirken sich bei der cholerischen Frau stärker aus als beim cholerischen Mann: psychische Erschütterungen führen schneller zu gestörten Organfunktionen.

Besonders das Hormonsystem ist davon betroffen: vermehrte Körperbehaarung, verkürzte Periode und frühzeitige Menopause sind typisch. Es besteht eine vermehrte Neigung zu Brusttumoren.

Aussehen: Eher eckige Schultern mit schmalen Hüften und grobem Knochenbau. Die Figur ist meist schlank. Die cholerische Frau ist nicht zu verwechseln mit der Sanguinikerin mit dunkler Komplexion.[66]

66 S. Kapitel 15

12.2.3 Temperamentsübergang in das cholerische Temperament

Da jeder Choleriker als Sanguiniker geboren wird, stellt sich die Frage, wie es zu dieser verstärkten Anziehung des Feuerelementes kommen kann, das zur Zunahme der Wärme und Abnahme der Feuchtigkeit führt.
Zum einen spielt die erbliche Anlage eine Rolle, zum anderen Klima (äußere Wärme) und Lebensweise:

- Zu wenig Schlaf
- Zu viel Anstrengung, was sowohl den körperlichen als auch den emotionalen Bereich mit einbezieht.
- Zu viel erhitzende Nahrungsmittel wie Fleisch und Eier

Der Temperamentsübergang erfolgt meist mit 28, 35 oder 42 Jahren.
Die folgende Graphik soll die Bedingungen von Klima und Nahrungsfaktoren, die zur Entstehung des cholerischen Temperamentes führen, noch einmal verdeutlichen:

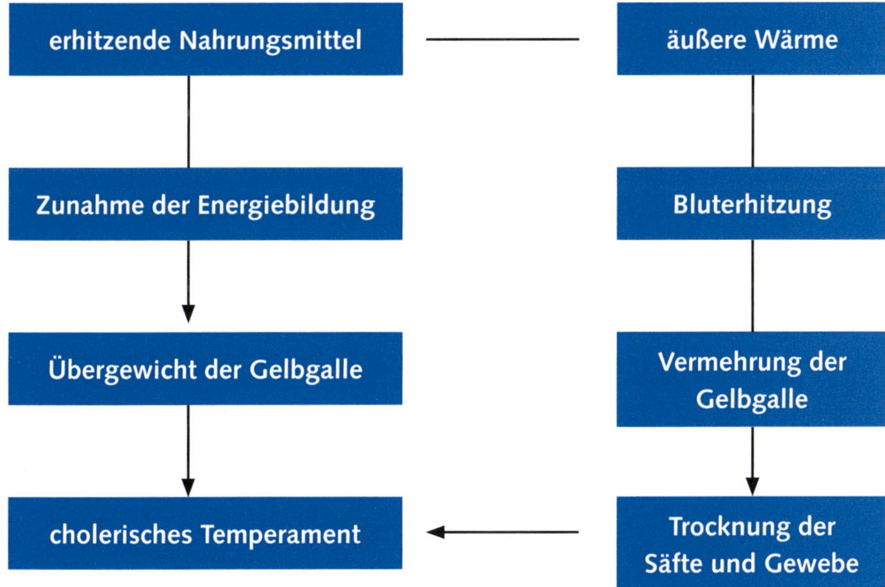

Insgesamt ist das cholerische Temperament durch unsere Lebensweise mit wenig körperlicher Bewegung nur selten anzutreffen – nicht viele Männer prägen dieses Temperament aus. Sie sind eher unter der ländlichen Bevölkerung zu finden als in den Städten. Allerdings führte unsere gesellschaftliche Entwicklung dazu, dass es mittlerweile unter den berufstätigen Frauen, vor allem wenn sie selbstständig arbeiten, mehr cholerische Frauen gibt als cholerische Männer.

12.2.4 Temperamentsübergang vom cholerischen Temperament aus

Zunehmende Halsstarrigkeit und verbissener Eigensinn kann ein Hinweis auf den Temperamentsübergang ins melancholische Temperament sein. Auf der körperlichen Ebene zeigt sich der Verlust der Wärme mit zunehmenden Kältegefühlen und Frieren. Dann kommt es vermehrt zu Stimmungswechseln, erhöhter Beeindruckbarkeit und vermindertem Tatendrang. Die Wechselduschen der cholerischen Emotionen sind – im Übermaß – Substanz verbrauchend und fördern so den Übergang in das melancholische Temperament. Ein Rückgang in das sanguinische Temperament ist nicht möglich. Ein Übergang in das phlegmatische Temperament ist bei Männern selten. Bei Frauen geschieht das nach dem Klimakterium häufiger.

12.3 Das phlegmatische Temperament – zusammenfassende Darstellung

Es ist dem Element Wasser zugeordnet, dem Kardinalsaft Phlegma mit den Qualitäten kalt und feucht.
Damit ist die Energiebilanz, im Verhältnis zum cholerischen und sanguinischen Temperament, niedriger, während die Feuchtigkeit erhöht ist.
Bei normaler sinnlicher Wahrnehmungsbreite sind Sensibilität und Irritabilität vermindert. Der Anabolismus ist erhöht, während der Katabolismus reduziert abläuft.
Es ist das Temperament mit der niedrigsten Bewegungsenergie.
Dies führt zu:

- Verminderter Wärmeproduktion wegen der erniedrigten kalorischen Grundfunktion. Der „Zündfunke" bzw. das Feuer der Gelbgalle ist unterrepräsentiert.
- Entsprechend der schwachen, bewegenden, psychomotorischen Kräfte, laufen alle Reaktionen langsamer ab, dauern länger an und sind von der Intensität her schwächer.
- Neigung zu Stoffansatz; also der Zunahme von Fettgewebe mit entsprechender Einlagerung von Flüssigkeit – 1 Gramm Fett bindet 3–4 Gramm Wasser. Überwiegen der Reproduktion.
- Die Energiereserven sind groß und es besteht entsprechende Ausdauer.
- Die Widerstandskraft gegenüber Erkrankungen ist gut.

Verhalten

- Es ist geprägt von einem Bedürfnis nach Kontinuität und Durchhaltevermögen.
- Durch gründliches Nachdenken wird die langfristig beste Strategie gefunden, die seinen Zielen und Wünschen dient.
- Mit dieser „kühlen Überlegtheit" ist es allen anderen Temperamenten überlegen.

Lösungen werden mit passendem, rationellem Verhalten umgesetzt. Dabei ist es zum Opportunismus fähig. Über die entsprechende Selbstbeherrschung und Selbstkontrolle der Affekte verfügt es. Damit ist es der geborene Diplomat und Mediator.

- Die Durchsetzung erfolgt nicht im „offenen Schlagabtausch", sondern es setzt sich mit Nachdenken durch (Strategie, Tricks, Winkelzüge). Dabei kann es sehr gut delegieren.
- Das Verhalten ist wenig spontan, entsprechend der geringen allgemeinen Bewegungsenergie.
- Es ist im allgemeinen mit allen „gut Freund". Es rivalisiert kaum und wird wegen seiner Treue, Geduld und Beständigkeit geschätzt. Dass Wohlwollen und Entgegenkommen mit geringer Intensität gegeben wird, fällt meist nicht auf.
- Trotz der – scheinbaren – Ausgeglichenheit halten seelische Einwirkungen aber lange an. Psychische Überlastung kann zu Erschöpfungszuständen und psychosomatischen Störungen führen. Übertreibung und Rührseligkeit wären der anfängliche Ausdruck einer seelischen Überlastung. Auf Dauer folgt dann Erschöpfung mit entsprechendem „ausgebrannt sein", was sich auch in einer Stumpfheit der Sinne zeigt: auf Reize wird kaum noch reagiert.

Das phlegmatische Temperament wird dem weiblichen Prinzip zugeordnet.

12.3.1 Körperliche Merkmale des phlegmatischen Temperamentes

Kardinalorgan: Gehirn.

Der Magen-Darm-Trakt ist das beherrschende Organsystem, während die Leber das unterdrückte Organsystem ist. Letzteres wirkt sich auf das venöse System aus: Neigung zu venösen Stauungen und Krampfadern.

Körperliche Erscheinung

- leicht gebeugt, muskelschwach und oft schlaff
- der Bauch imponiert: dick bis fettsüchtig.
- Hals und Taille sind kurz und breit

Kopf und Gesicht

- Runder Kopf und rundliches Gesicht mit flacher Stirn.
- Die Behaarung ist schütter.
- Die Augenbrauen sind dünn und unregelmäßig geformt.
- Die Nase ist breit und der Nasensteg kurz. Manchmal ist er auch nach oben gebogen.
- Die Kieferbacken sind voll, die Wangenpartie ist schlaff.
- Der Mund ist groß mit vollen bis wulstigen Lippen und das Kinn ist rund.
- Die Ohren sind oft groß.

Haut
Sie zeigt keine Auffälligkeiten, außer dass sie sich besonders weich anfühlt. Es kann eine Bindegewebsschwäche bestehen.

Gefühlsausdruck: Er ist ruhig bis sparsam.

Krankheitsneigung
Es besteht eine Neigung zu Katarrhen: der Blase, des Darms und der Luftwege.
Ansonsten hängt die Krankheitsneigung mit der Ausprägung der adipösen Komponente zusammen: je dicker der Mensch ist, umso mehr nimmt die Bewegungsenergie auf Dauer ab. Es kommt zu Stauung und Erschlaffung, wovon das Gefäßsystem (Krampfadern, Ödeme, etc.) und die Verdauung (Minderung der Peristaltik mit Gasbildung, Obstipation etc.) besonders betroffen sind.
Genau wie das cholerische Temperament, prägt sich das phlegmatische Temperament seltener aus – das sanguinische Temperament kommt an häufigsten vor.

12.3.2 Temperamentsübergänge

Das phlegmatische Temperament bleibt oft lebenslang bestehen. Ein Übergang in das melancholische Temperament ist aber möglich. Dies kann durch Alterung entstehen oder durch zehrende Krankheiten und Lebensumstände.

Temperamentsentwicklung:
Aus dem kindlichen Sanguiniker entwickelt sich das phlegmatische Temperament.
Aus dem cholerischen Temperament jedoch so gut wie nie, es sei denn unter Veränderungen des Hormonsystems, denn das cholerische Temperament hat nicht genügend Feuchtigkeit.
Der Temperamentsübergang erfolgt durch erbliche Anlage und äußere Faktoren:

- Missverhältnis von Bewegung und Ernährungsweise: zu wenig Bewegung bei zu viel feuchter und kühlender Nahrung. Wie z.B. fette Speisen: Öl, Butter, Sahne, fetter Käse, fette Fleischwaren, raffinierte Kohlehydrate: weißes Mehl, Zucker, und Bier.
- Frauen können bei entsprechender Anlage durch Schwangerschaft und Kleinkindbetreuung in das phlegmatische Temperament übergehen. Das kommt vermehrt in südlicheren Ländern vor.
- Mangelnde Verdauungskraft, denn damit fehlt es dem gesamten Organismus an Wärme. Dies kann durch Erkrankungen geschehen und physiologisch durch die Alterung[67].

67 Mit zunehmendem Alter vermindert sich die Irritabilität; kompensatorisch steigt die Sensibilität. Das macht sich auch in einer verminderten Gesamtstoffwechselleistung bemerkbar. Bei Frauen geschieht das vor allem mit dem Klimakterium: in der Menopause ist die Stoffwechselrate dann um ca. 10 % reduziert. Wird die Ernährung nicht entsprechend verändert und gönnt man sich dann nicht mehr Bewegung, kommt es zu entsprechendem Phlegmatismus.

12.4 Das melancholische Temperament – zusammenfassende Darstellung

Das melancholische Temperament ist dem Element Erde zugeordnet mit seinen Qualitäten kalt und trocken.
Damit ist es das Temperament mit dem niedrigsten Ordnungszustand der Struktur und dem niedrigsten Energieniveau:
Anabole und katabole Grundfunktion sind vermindert.
Die Irritabilität schwankt, dabei ist sie insgesamt vermindert.
Da sich die Sensibilität kompensatorisch zur Irritabilität verhält, schwankt auch sie; insgesamt wird sie erhöht sein.
Das melancholische Temperament bezeichnet einen Zustand in dem die Lebenskraft weitgehend verbraucht ist. Ebenso die Qualität der Struktur.
Bildlich gesprochen verkörpert ein junger Pflanzentrieb, der im Frühjahr aus dem Boden drängt, mit seinem Potential zur Entfaltung das sanguinische Temperament. Während der verholzte Trieb einer Pflanze mit dem melancholischen Temperament assoziiert werden kann. Entsprechend ist dem melancholischen Temperament die Phase des Alters zugeordnet

12.4.1 Der Übergang in das melancholische Temperament

ist abhängig von:
- der Anlage,
- dem Lebensverlauf,
- der Lebensweise.

Alle Lebensumstände, die die Kräfte so aufbrauchen, das eine vollständige Regeneration unmöglich ist, kann in dieses Temperament führen: von chronischen Schlafmangel über Jahre bis zur körperlichen Inaktivität. Der Übergang in das melancholische Temperament ist aber keine zwangsläufige Entwicklung für jeden Menschen.
Beim Übergang in dieses Temperament, der beim Erwachsenen oft mehrere Jahre dauert[68], muss Anfangsstadium und Endstadium unterschieden werden:
Im Anfangsstadium ist die Sensibilität erhöht und es besteht ein permanenter Reizzustand, der zu cholerisch anmutendem Verhalten führen kann.
Im Endstadium ist die Sensibilität erniedrigt und es besteht eine gewisse „Stumpfheit".
Die schwankende Irritabilität ist entsprechend zunehmend vermindert.

68 Im seltenen Fall, dass Jugendliche betroffen sind, erfolgt der Übergang in dieses Temperament innerhalb von Monaten.

Dies führt zu den folgenden Auswirkungen, die sich im Verlauf der Entwicklung in dieses Temperament immer mehr ausprägen:

- Die Kraft und Fähigkeit zur Bewegung nimmt insgesamt ab.
- Und damit auch die allgemeine Anpassungsfähigkeit.
- Die Regenerationsfähigkeit der Gewebe ist vermindert.
- Die Widerstandskraft, auch gegenüber Krankheiten, ist gering.

Verhalten

Anders als bei den schon besprochenen Temperamenten sind die psychischen Veränderungen am bemerkenswertesten, aber nicht am auffälligsten:

Charakteristisch für die veränderte Persönlichkeitsstruktur des melancholischen Temperamentes ist, dass alle Reize, entsprechend der geringen Widerstandskraft in die Tiefe gehen. Was der Reaktivität an Kraft und Heftigkeit fehlt, wird durch lange anhaltende geistig seelische Affektionen ersetzt – man wird extrem nachtragend. Ein solches Verhalten ist auf den ersten Blick kaum zu erkennen und nur schwer aufzudecken. Denn es ist ja nicht offensichtlich; vielmehr spielt es sich im Verborgenen ab.

Die Schwarzgalle beeinflusst zuerst das Assoziationsvermögen des Gehirnes: erregte Phantasien, außergewöhnliche Träume, an die tagsüber gedacht wird. Verworrene Ideen und Grübelei sind möglich. Auf äußere Reize wird dann zunehmend inadäquat reagiert. So kommt es zu Fehlinterpretationen des Verhaltens anderer Menschen[69]. Diese irrationale Situationsbeurteilung kann bis zu „fixen Ideen" führen, an denen anhaltend, von beharrlich bis fanatisch, festgehalten wird. Jeder Fanatismus kann deshalb als „schwarzgallig" bezeichnet werden. Die Schwarzgalle beeinträchtigt im weiteren Verlauf die sensorischen Elemente und die sinnliche Wahrnehmungsbreite vermindert sich.

Insgesamt nimmt so die Fähigkeit sich selbst, seine Mitmenschen und die jeweiligen Rahmenbedingungen zusammen zu sehen und zu „überblicken" ab. Anstelle des „Überblickes" tritt eine zunehmend egozentrische Sichtweise. Die Befriedigung eigener Bedürfnisse bekommt Priorität.

Im Anfangsstadium besteht der schon erwähnte ständige Reizzustand mit überdurchschnittlicher Empfindlichkeit: Furchtsamkeit, Unruhe, Grübelei, Beharrlichkeit und plötzlich zögerliche Verhaltensmuster wechseln sich ab. Dabei kann es zu unbeherrschtem Verhalten kommen mit heftigen Ausbrüchen, bei denen die Selbstkontrolle versagt. Zuwendung ist dann nutzlos, denn sie erhöht hier eher die Reizbarkeit, als dass sie beruhigt.

Die sexuelle Aktivität ist im Anfangsstadium erhöht, später vermindert.

Antriebsarmut, großes Schlafbedürfnis und morgendliche Erschöpfung trotz ausreichendem Schlaf sind hinweisend für den zunehmenden Kräftemangel. Die insgesamt fehlen-

69 Paul Watzlawik beschreibt in seiner berühmten Geschichte „Der Hammer" eine solche, ganz in sich selbst versponnene Sichtweise und das daraus resultierende, irrationale Verhalten.

de Kraft bedingt eine zunehmende, erhebliche Beeinträchtigung des Vitalgefühls. Dies führt zu Minderwertigkeitsgefühlen[70].
Da Anpassung an Neues Kraft kostet, diese aber reduziert ist, besteht ein Verlangen nach Beständigkeit, das sich immer mehr ausprägt.
Im Endstadium sind Introversion, Hypochondrie, Ängste, mürrisches Verhalten und Schwermut bis zur Depression möglich.
Der Vitalitätsmangel zeigt sich auch in der Mimik und den Gesten. Es fehlt allen Bewegungen „der Schwung", so dass auch das Gangbild von Schwerfälligkeit geprägt ist. Gleichzeitig besteht aber Unruhe, Hast und Ungeschicklichkeit.
Das melancholische Temperament ist dem männlichen Prinzip und dem Alter (ab ca. 72 Jahre) zugeordnet.

12.4.2 Körperliche Merkmale des melancholischen Temperamentes

Kardinalorgan: Milz.
Die körperlichen Merkmale hängen vom Temperament ab aus welchem sich das melancholische Temperament entwickelt, denn der Körperbau vom Sanguiniker, Choleriker oder Phlegmatiker bleibt bestehen.
Es ist der Gesamtzustand der Gewebe zu beurteilen, der von Kälte und Trockenheit geprägt ist, also von Vitalitätsmangel: hagere Glieder und Abmagerung sind hinweisend.
Auffällig sind Haut und Schleimhäute: sie wirken trocken, und die Menschen haben in der Regel auch ein Trockenheitsgefühl. Die Haut erscheint fahl und gräulich, weil sie schlechter durchblutet ist.
Kopfhaare und die Körperbehaarung ist spärlich: so werden die auch die Augenbrauen „schütter".

Vorkommen
Im Alter kommt das melancholische Temperament am häufigsten vor.
Kinder gehören nie zu diesem Temperament; Jugendliche sehr selten.
Erwachsene können in jedem Alter in dieses Temperament übergehen – und damit trotzdem ein hohes Lebensalter erreichen. Denn das Verhalten ist so egozentrisch, dass es mit den verbleibenden Kräften haushält; man vergibt sich nichts – für andere.

Krankheitsneigung
Während beim Choleriker die Leber durch die Gelbgalle belastet wird, ist es beim Melancholiker die Milz, die durch die Schwarzgalle belastet wird.

70 Aus psychologischer Sicht führen Minderwertigkeitsgefühle (Machtlosigkeit) meistens zu kompensatorischen inneren Vorstellungen von Überlegenheit (Macht). Damit wird dem unangenehmen Gefühl der eigentlichen Schwäche (Kränkung), das nur schwer ertragen werden kann, ausgewichen.

Die Krankheitsneigungen im Allgemeinen sind vom Struktur- und Energieverlust bestimmt.
Degeneration und Schwäche bestimmen das Bild, wobei körperliche Verschlechterungen immer mit Stimmungsverschlechterung einhergehen:
Die verminderte Beweglichkeit wirkt sich auch auf die Zirkulation von Blut und Lymphe aus. Es besteht eine Neigung zu Stauungen und Ödemen, venösen Erkrankungen, Arteriosklerose und Bluthochdruck. Damit besteht eine Disposition zu Verhärtungen auf allen Ebenen, zu chronischen und degenerativen Leiden, wie zum Beispiel Arthrosen.
Es zeigen sich Schwächen aller Art; immer ist der Verdauungstrakt mit Tonusstörungen betroffen. Es kommt daher zu Unverträglichkeiten, Blähungen, Aufstoßen, Verstopfung oder Durchfall[71].
Zu diesen Schwächen gehören auch, meist klinisch nicht zu erklärende, „Organgefühle", die mal stärker, mal schwächer sind und den Ort wechseln. Aus Sicht der klassischen Naturheilkunde handelt es sich um Reizungen der Gewebe durch Schlackenstoffe, die sich infolge der zirkulatorischen Insuffizienz und verminderter Ausscheidung anhäufen können.
Die Reaktionen auf Reize sind unkontrolliert und damit kaum vorhersehbar, was therapeutische Interventionen, wie manuelle Therapie, schwierig macht: die Patienten reagieren

- verspätet
- unter Umständen extrem, oder scheinbar gar nicht.

Zusammenfassend kann man sagen, dass im voll ausgeprägten Endzustand dieses Temperamentes längere, beschwerdefreie Phasen selten sind.
Beschreibung des melancholischen Temperamentes nach H.v. Bingen aus "causa et curae":

> *„Dann gibt es Menschen, die haben traurige u. furchtsame Stimmungen aus einer unentschlossenen Gemütslage heraus; keine richtige feste Ordnung und Beständigkeit (status) findet sich bei ihnen. Wie ein heftiger Wind sind sie, der Pflanzen und Früchten nur schadet. Daher entwickelt sich in ihnen ein Phlegma, das weder feucht noch dick ist, sondern lauwarm; dieses ist wie ein Schleim (livor), der zähflüssig ist und sich wie Gummi in die Länge ziehen lässt. Dieser Schleim ist es, der die S.G. entstehen lässt. Diese S.G. ist schwarz und bitter; sie haucht alles Übel aus und bringt auch Erkrankungen des Gehirns mit sich. Lässt am Herzen dessen Gefäße aufsieden und bereitet Traurigkeit und Zweifel an allen Tröstungen, so dass der Mensch sich an*

71 Für alle älteren Menschen, egal welchen Temperamentes, ergibt der „Seniorenteller" Sinn. Nicht nur weil der langsamere Stoffwechsel weniger Nahrung braucht, sondern weil die Verdauungsleistung im Alter insgesamt schwächer ist: von der Bereitstellung der Verdauungssäfte bis zur Darmbewegung.

nichts mehr richtig freuen kann. Ganz gleich, ob es sich um das höhere Leben oder die Tröstungen dieser Lebenszeit handelt.

Diese Melancholie aber (...) gehört erst seit Adams Apfelbiß zum Menschen (...) ist Ursache geworden für eine jede schwere Erkrankung (pestis) der Menschen. Weil aber das ebenerwähnte Phlegma lauwarm ist, kann es die Kraft der Melancholie nicht wie die beiden erstgenannten Phlegmata überwinden; von denen hatte ja das eine in seiner Feuchtigkeit, das andere in seiner trockenen Konsistenz und in seiner Bitterkeit so viel Gewalt, dass sie dieser Melancholie Widerstand leisten konnten: So hält auch ein über dem Feuer hängender Kochtopf die Flammen so nieder, dass sie nicht zu hoch flackern. Menschen mit solcher Veranlagung leiden oft unter Zornaufwallungen. Doch haben sie, zu vielfachem Glück, Ehrfurcht vor Gott und den Menschen.

Etliche kommen zu hohen Jahren, weil die Kraft des erwähnten Phlegmas derart ist, dass es den Menschen entweder gleich sterben lässt oder insgesamt lebensfähiger macht. Es geht ihnen wie einem Menschen in Haft, den man weder hinrichtet noch freilässt."

12.4.3 Temperamentsübergang in das melancholische Temperament

Akute Zustände durch Vermehrung der Schwarzgalle – davon mehr im nächsten Kapitel – müssen vom melancholischen Temperament abgegrenzt werden. Sie bestehen meist Jahre, bis sich das Temperament vollständig ausprägt.
Neben dem charakteristischen Verhalten mit der überdurchschnittlichen Empfindlichkeit, gibt es erste körperliche Symptome, die hinweisend für den Temperamentübergang sein können:

- Schwerhörigkeit mit Ohrgeräuschen
- saurer Mundgeschmack, reichlich und wässriger Speichel
- Schwitzen, bei Kältegefühl der Haut.

Anlitzdiagnostische Hinweise für den Temperamentsübergang:
Die Augen sinken nach hinten und liegen damit mehr innen, die Nase wirkt länger.
Die Augenbrauen treten plastischer hervor. Die Lippen wirken anfangs aufgeworfen und aufgeschwollen.
Wie die Qualität der Schwarzgalle beschaffen ist, hängt von dem Temperament ab, bei dem sie vorkommt, und so wird das melancholische Temperament vom Ausgangstemperament modifiziert:
Beim Sanguiniker ist diese Schwarzgalle ist von mäßiger Schärfe, aber sie kann trotzdem zu heftigen Gemütsaffektionen führen. Leitsymptome des Temperamentsüberganges

können manische Phasen sein, was sich in unmäßigem Verhalten wie Angeberei oder „Herausgeputztsein" zeigen kann. Diese Unmäßigkeit mit heftigem, temperamentvollem Auftreten kann reizvoll wirken.
Beim Phlegmatiker ist die Schwarzgalle von milder Schärfe. Aber auch sie wirkt sich auf die Psyche aus. Nach dem Temperamentsübergang *„verfault der Mensch in seiner eigenen Essenz"* (Galen). Besonders Magen und Milz leiden unter der Schwarzgalle. Bei Milzschwäche kommt es dann zu Ödemen.
Beim Choleriker entsteht der schärfste Humor überhaupt. Und entsprechend prägt sich das Vollbild des Melancholikers. Die Gehirn- und Nervenreizungen können bis zur Paranoia führen, echter Depression, Menschenfeindlichkeit, Boshaftigkeit, fixen Ideen. Der Stoffwechsel ist verlangsamt, äußere Reize wirken wenig und sprechen spät an.

13. Modifikationen der Temperamente

Angesichts der Verschiedenheit der Menschen und der Tatsache, dass jeder Mensch anders ist, scheint die Einteilung in nur vier Temperamente unzulänglich zu sein. Wie lässt sich die Einzigartigkeit eines jeden Menschen über die Temperamentenlehre begreifen und darstellen?

Bei jedem Menschen ist ein Kardinalsaft im Vordergrund, der das Temperament ausprägt. Aber die Anteile der übrigen Kardinalsäfte sind in ihrem Verhältnis von Mensch zu Mensch verschieden.

Dies lässt sich mit den Jahreszeiten und dem Wetter vergleichen: ein Wintertag mit der dazugehörigen Nacht, hat eine Qualität, die ihn in seiner Gesamtheit zu einem Wintertag macht. Auch wenn die Tagestemperaturen so milde sind, dass man meint, es wäre Frühling.

Und so ist es auch mit Temperamenten:

Ein Choleriker kann sich noch so charmant benehmen und angeregt unterhalten – er wird auf Dauer nicht die charmante, rhetorische Leichtfüßigkeit eines Sanguinikers haben. Während der Sanguiniker im Gespräch ab einem bestimmten Maß des Engagements dann doch los lässt, kann sich der Choleriker richtiggehend in ein Thema „verbeißen".

Und so hat jeder Mensch die ihm eigene Mischung der Säfte bzw. eine unterschiedliche Gewichtung der Elemente. In den Zitaten des Hippokrates wurden typische Variationen schon genannt.

13.1 Typische Varianten der Verteilung der Kardinalsäfte in Bezug auf Sanguis oder Gelbgalle

Sanguis zu stark: Ursache wäre z. B. ein zu heißer und feuchter Frühling und/oder zuviel Fleisch und Eier in der Ernährung. Symptome: ausgeprägte Vollblütigkeit mit rotem Kopf, Hypertonieneigung

Gelbgalle vermindert: Ursache wäre die Minderung des Feuerelementes durch z. B. chronischen Bewegungsmangel, zu viel Rohkost oder andere kühlende Ernährung (Bier). Symptome: viel Frieren, Müdigkeit und eine verhältnismäßig gedrückte Stimmung.

Von diesen Varianten sind die beiden warmen Temperamente betroffen. Denn die Kälte der anderen beiden Temperamente lässt keine andauernde Erwärmung zu.

13.2 Typische Varianten der Verteilung der Kardinalsäfte in Bezug auf das Phlegma

Phlegma vermehrt:
Diese Variante ist die häufigste und sie wird als „Phlegmatismus" bezeichnet.
Ursache ist eine Überernährung und/oder eine fehlende Verdauungskraft.
Zwar kann der Phlegmatismus ein Leben lang bestehen, aber er ist reversibel. Wenn das überflüssige Phlegma verbraucht wird, wie es bei einer Gewichtsreduktion der Fall ist, verschwindet der Phlegmatismus. Das phlegmatische Temperament aber würde nicht durch Gewichtsabnahme in seinem Temperament verändert, so dass es zu einem anderen Temperament wird.
Bei eintretendem Phlegmatismus kommt es immer zur Ausbildung eines Bauchansatzes. Grundsätzlich kann man sagen, dass das ursprüngliche Temperament ruhiger und gelassener wird.

Der Phlegmatismus beim Sanguiniker
Er verhält sich hier am problemlosesten.
Er bleibt lebhaft.
Großes Schlafbedürfnis, trotzdem Gefühl der Unausgeschlafenheit,
bessere Gedächtnisleistungen (für Dinge, die ihn interessieren).
Gemütsmäßig sind sie leicht ansprechbar – bis rührselig.
Symptome: Katarrhneigung, rheumatische Beschwerden, Magen/Darmerkrankungen

Der Phlegmatismus beim Choleriker
Sein Temperament wird dadurch gemildert. Zorn, Aggression und Spontaneität gehen nicht verloren, werden aber besänftigt und der Mensch wird besonnener.
Große Fähigkeiten und Einsichten sind möglich. Denn das Phlegma steigert ja die intellektuellen Fähigkeiten des Menschen ganz allgemein.
Es besteht dann die Gefahr, dass er hochmütig wird und noch härter mit Gegnern umgeht, denn er wird nachtragender; nicht jedoch per se nachtragend.

Der Phlegmatismus beim Melancholiker
Die Trockenheit ist dann zwar gemildert, aber der Antrieb wird noch schwächer.
Das Phlegma vertieft die melancholischen Krisen durch seine Kälte.
Es kommt zu Trägheit und man erfüllt die Aufgaben und Pflichten nur mit Ansporn; es braucht dann permanenten sanften Zuspruch. Anderen Menschen kann man noch gut Ratschläge geben, aber in Bezug auf sich selbst versagt die Reflexionsfähigkeit.
Die Egozentrik nimmt zu: um eigene Interessen durchzusetzen ist man dann zu raffinierten Schach- und Winkelzügen fähig. Insgesamt ist das Denken aber schwerfälliger.
Es besteht eine große Kälteempfindlichkeit.

13.3 Der Umgang mit dem Phlegmatismus

Um den Phlegmatismus zu reduzieren bzw. zu beseitigen braucht es eine Ernährungsumstellung und Bewegung. Denn das Phlegma kann nicht ausgeschieden werden, es muss verbraucht werden.
Es ist vor allem erwärmende und trocknende Nahrung zu empfehlen, die der Verdauungsleistung angepasst ist, z. B. reichlich Gemüse, gut gewürzte Salate sowie Sauermilchprodukte. Fettreiche Nahrungsmittel und Getreideprodukte wie Nudeln und Brot sollten nur wenig gegessen werden.
Viel Bewegung in frischer Luft ist hilfreich. Vor allem morgendliche Bewegung in nüchternem Zustand erfrischt, weil die Luft morgens viel Pneuma enthält: rasche Spaziergänge, Fahrrad fahren, walken sind zu empfehlen.

13.4 Kurzzeitige Varianten der Kardinalsäfte

Während die beschriebenen Varianten über einen längeren Zeitraum bestehen können, gibt es auch kurzzeitige Vermehrung eines Kardinalsaftes.
Jeder Kardinalsaft kann bei einem Temperament zeitweise vermehrt vorkommen.
Die Vermehrung des Sanguis:
Im Frühling führt sie zu einer Leistungssteigerung. Bei Kindern, Jugendlichen und jungen Erwachsenen kann Nasenbluten als Ausdruck der Blutfülle zum Frühlingsanfang vorkommen.
Eine Besonderheit stellt die Schwangerschaft dar: die Zunahme des Sanguis führt zu einer Verjüngung der Frauen. Entsprechend haben die meisten Frauen volleres und schöneres Haar in der Schwangerschaft. Auch die Haut wirkt glatter und praller. Im letzten Schwangerschaftsdrittel vermindert sich aber die Wärme des Sanguis (die Frauen haben z. B. niedrigere Eisenwerte im Blut). Kommt es während der Schwangerschaft zu übermäßiger Gewichtszunahme, entsteht ein Phlegmatismus. Diese Phlegmavermehrung macht geduldiger – was nach der Entbindung im Umgang mit dem Nachwuchs sehr hilfreich ist.
Gefühle, Ernährung oder Klima, die zu sehr erhitzen und damit trocknen, vermehren die Gelbgalle.
Und so kann ein Sanguiniker durch z. B. starke Erregung und Wut durchaus einmal cholerisch reagieren. Die Abgrenzung vom cholerischen Temperament kann in solchen Situationen schwer fallen, würde man sich nur auf das momentane Verhalten beziehen.
Bei einem Phlegmatiker wären solche „cholerischen Spitzen" auch möglich. Sie sind sehr selten, aber kommen vor.
Besonders bedeutsam ist die Vermehrung der Schwarzgalle:

Überhitzung des Blutes infolge Sonneneinwirkung, Wut oder Überanstrengung können in der Folge zu einer Vermehrung der Schwarzgalle führen. Das klingt erst einmal paradox, denn man würde meinen, dass dies die Gelbgalle vermehrt.
Doch Extreme berühren sich: wenn zum Beispiel in einem Ofen das Feuer sehr stark brennt, dann braucht es viel Brennmaterial. Und am Ende fällt so viel Asche an, das die Stärke des Feuers davon so begrenzt wird, dass es fast erstickt werden kann. Diese, das Feuer limitierende Asche, steht hier sinnbildlich für die Schwarzgalle.
Auch radikale Gewichtreduktionen wirken trocknend - das Schönheitsideal mit der Größe 34 fördert die Trocknung.
Akute Erkrankungen durch vermehrte Schwarzgalle zeigen eine besondere Symptomatik. Und da es sich um eine Kombination verschiedener Symptome handelt, kann man von einem Syndrom sprechen:

- müde und Mattigkeit in allen Gliedern
- Gefühle von Wundheit und Brennen
- die linke Körperseite ist bevorzugt betroffen
- Eingenommenheit des Körpers von den Symptomen
- Besserung aller Beschwerden nach Mitternacht
- gestörtes Individualgefühl, Introvertiertheit
- Organgefühl

13.5 Die Komplexion

Eine weitere Modifikation des Temperaments erfolgt durch die Komplexion. Unter Komplexion versteht man die Haar- und Augenfarbe; sie differenziert jedes Temperament in Bezug auf seine Qualitäten. Dabei ist die Augenfarbe für die Einteilung wichtiger als die Haarfarbe[72].
Die helle Komplexion mit grau/blauen Augen und hellen Haaren ist von den Qualitäten her weniger warm und dafür feuchter.
Die dunkele Komplexion ist wärmer und trockener[73].
Bei der hellen Komplexion ist der Abstand von Augen zu Augenbrauen weiter und die Augenbrauen sind stärker geschwungen.
Während bei der dunklen Komplexion die Augen eher tiefliegend sind und die Augenbrauen eher gerade.

72 Hinzu kommt, dass die Haarfarbe auch nicht verlässlich ist: nach Angaben von Friseuren haben 80–90 % der blonden Frauen „nachgeholfen".

73 In der Konstitutionslehre wird der Sanguiniker der hellen Komplexion als „sanguinisch fluorid" bezeichnet; der Sanguiniker der dunklen Komplexion als „sanguinisch robust"

Erwachsene Sanguiniker der dunklen Komplexion haben eine Disposition zu Leber- und Galleerkrankungen. Sie sind daher vom cholerischen Temperament abzugrenzen.
Zu Temperamentsübergängen in das cholerische Temperament neigen die Sanguiniker der dunklen Komplexion mit 28, 35 und 42 Jahren.
Rote Haare und Sommersprossen zeigen eine besondere Variante an, die als Rutilismus bezeichnet wird.

14. Der Rutilismus – die rothaarige Komplexion

Rutilismus[74] von lat. rutilus = feuerrot.
Rothaarige Menschen werden auffallend selten in Konstitutionsbeschreibungen aufgeführt und auch in den Temperamentslehren der Vergangenheit kommen sie kaum vor. Der rothaarige Menschentyp wird in der Reihe der Temperamente nun gesondert besprochen, weil das sanguinische Kind durch die Rothaarigkeit so modifiziert werden kann, dass es als Erwachsener ein eigenes, quasi fünftes Temperament ausbildet.

14.1 Die rote Haarfarbe

Das Pigment Melanin ist für Haut und Haarfarbe verantwortlich, und es gibt es in verschiedenen Farbstoffen von gelblich bis dunkel[75]. Durch einen genetischen Defekt bei der Bildung von Melanin bleibt es in einer rötlichen Vorstufe (Phäomelanin) erhalten. Dieser Gendefekt wird rezessiv vererbt, weshalb braunhaarige Eltern, die ihrerseits rothaarige Familienmitglieder haben, rothaarige Kinder bekommen können.
Der Gendefekt, der zur Rothaarigkeit führt, kommt bei allen Völkern vor. Allerdings bei Hellhaarigen häufiger als bei Dunkelhaarigen. Im schottischen und irischen Hochland[76] liegt der Anteil der Bevölkerung mit roten Haaren bei 11 %, während er in Japan bei 0,001–0,002 % liegt.
Bei allen Haartypen ist die Pigmentbildung unterschiedlich und reicht von schwach bis stark. Und so kann auch der Rotfaktor der Haare von kaum sichtbar bis feuerrot reichen, und darüber hinaus Zumischungen von Brauntönen besitzen.
Nun bleiben Haarfarben nicht ein ganzes Leben lang konstant bestehen, sondern verändern sich im Laufe der Jahre: wird das sanguinische Kind im Laufe seines Menschenlebens wärmer und trockener, wird die Haarfarbe mit zunehmenden Jahren – oft schon vor der Pubertät – dunkler.
Solche Altersveränderungen kommen auch bei der roten Farbvariante vor.

---

74 Unter Rutilismus versteht man auch die krankhaft erhöhte Neigung zu erröten, was aber keinen Zusammenhang mit der rothaarigen Komplexion hat.
75 Die dunkle Pigmentierung stellt dabei einen natürlichen Sonnenschutz dar, der UV- Strahlung zu Wärmestrahlung umwandelt.
76 Diese Gebiete wurden in der Frühzeit von den Kelten besiedelt, bei denen die Rothaarigkeit häufiger vorkommt.

Bei Kindern ist die stark sichtbare Rothaarigkeit häufiger anzutreffen als bei Erwachsenen. Deren Haare können unter Umständen nur noch einen geringfügigen rötlichen Schimmer besitzen.
Dass beim Rutilismus auch ein endokrin-hormoneller Faktor mitspielt, geht aus dem Umstand hervor, dass bei Verabreichung von Nebennierenhormonen sowie Keimdrüsenhormonen (Östrogenen, Androgenen) eine verstärkte Pigmentbildung zu verzeichnen ist.
Beim Rutilismus ist der Anteil der Albumine[77] im Blut erhöht. Da diese Wasser binden, besteht eine höhere Flüssigkeitsspannung in den Geweben – optisch zeigt sich das in langsamerer Faltenbildung der Haut.
Je intensiver die Rotfärbung der Haare ist und je mehr der übrigen Merkmale zutreffen, desto stärker ist der Rutilismus ausgeprägt, desto höher ist die Flüssigkeitsspannung im Gewebe.

Weitere äußere Kennzeichen des Rutilismus:

Zur Rothaarigkeit gehören immer die sensible, helle Haut und Sommersprossen. Diese Haut ist zart, empfindlich und meist trocken. Sie ist ausgesprochen sonnenempfindlich und bekommt bei Sonneneinwirkung immer Sommersprossen.
Auch wenn Menschen, die nicht rothaarig sind, Sommersprossen haben, liegt bei ihnen eine schwache Form des Rutilismus vor. Aber dann eben nur eine sehr leichte Ausprägung.
Ebenso verhält es sich bei Menschen, die nur eine rötliche Körperbehaarung haben.
Männer mit rötlichem Bart gehören ebenfalls zur Gruppe der Menschen mit leichtem Rutilismus.

Körperliche Merkmale:
Gesicht: Die Nasenflügel sind aufgewölbt.
Die Oberlippe wirkt aufgeworfen, was auf eine Ausreifungsstörung hinweist.
Kieferanomalien treten gehäuft auf.

Körperbau und Entwicklung
Rothaarige Kinder sind oft sehr sensibel und Spätentwickler. Sie können zurückgeblieben wirken, sind es aber nicht. Die Gesichtszüge bleiben oft lange kindlich und die kindlichen Fettpolster bleiben lange bestehen. Verkürzte Arme als Zeichen einer Ausreifungsstörung kommen oft vor.
Tendenziell bilden sich zwei Typen als Erwachsene aus:

- Graziler Körperbau mit geringer Kopfgröße, oder großem Kopf mit hoher Stirn.
- Kurzer gedrungener bis athletischer Körperbau mit festem Fleisch.

77 wasserlösliche Proteine, die von der Leber synthetisiert werden.

Der ausgeprägte Rutilismus zeigt einen stärkeren Grad der Retardierung als das sanguinische Temperament. Aber das ist insgesamt kein Nachteil, denn Spiel- und Lernfähigkeit bleiben so bis ins hohe Alter stärker erhalten als bei allen anderen Temperamenten. So sind ausgeprägte „Rutilisten" selten Mittelmaß – sie fallen ja auch optisch auf.

14.2 Elementare Aspekte

Der Rutilismus ist eine Variante des Sanguinikers, so dass er dem Element Luft zugeordnet wird und dem Kardinalsaft Sanguis.
Das Herz- und Gefäßsystem steht also im Vordergrund.
Gleichzeitig besteht aber auch ein permanent stark erhöhtes Feuerelement.
Bei geringer Reizschwelle bzw. hoher Sensibilität kommt es daher schnell zu heftigen Reizbeantwortungen, denn die Irritabilität ist durch das Feuerelement auch erhöht.
Vereinfacht ausgedrückt ist ein „Rutilist" ein Mensch, der aussieht wie ein Sanguiniker, aber plötzlich reagiert, wie es dem cholerischen Temperament entspricht.
Da die Ausprägung des Rutilismus von sehr schwach bis zum optischen Vollbild reicht, wirken auch die elementaren Aspekte entsprechend schwach bis stark.
Und deshalb können die Reaktionen auf Reize von leicht erhöht bis zu voll cholerisch reichen. Je nach Lebensweise und Lebensweg kann der Rutilismus dann auch zu einem Übergang in das cholerische Temperament führen.
Von ihren Mitmenschen werden die „Rutilisten" oft unterschätzt:
Denn mit ihren rundlich-kindlicheren Gesichtszügen und ihrer Fähigkeit zur Verspieltheit traut man ihnen keine cholerischen Reaktionen zu.
Ebenso wenig das Ehr- und Rechtsgefühl des Cholerikers, das sie aber haben.

Krankheitsdispositionen

Seltene Erkrankungen kommen gehäuft vor.
Die Krankheitsverläufe sind durch erhöhte Sensibilität und Irritabilität besonders – bis abnorm.
So kann sich zum Beispiel bei einem einfachen Husten rasch eine Lungenentzündung entwickeln. Das ist ein extremes Beispiel, aber es verdeutlicht: beim Rutilismus ist man vor Überraschungen nie sicher.

- hypersthenische bzw. hyperkinetische Reaktionen mit hoher Stoffwechselrate, so dass Herz, Arterien und die Leber stärker belastet werden. Dabei entstehen auch mehr Stoffwechselschlacken, so dass auf die Entgiftung und Reinigung geachtet werden muss. Auf ausreichende Trinkmenge und täglichen Stuhlgang ist zu achten.

- Haut, Schleimhäute und Gewebe sind empfindlich und leicht verletzbar.
- erhöhte Entzündungsneigung
- bei Frauen Neigung zu Dysmenorrhoe
- Neigung zu Dyskinesien der Gallengänge

15. Die praktische Anwendung der Qualitäten- und Temperamentenlehre – die Diätetik

Einführung

Während wir heute nur eine Ernährungsweise mit dem Begriff „Diät" bezeichnen, bezog sie sich die „Diätetik" nach antiker Auffassung auf die gesamte Lebensweise.
Ihr Ziel war es, gesunde Menschen in ihrer Gesundheit zu erhalten. Ein Thema, zu dem in vielen Variationen, in jedem traditionellen Medizinsystem und zu allen Zeiten immer wieder Schriften verfasst wurden. Im 19. Jahrhundert schrieb der Arzt Christoph Wilhelm Hufeland die „Makrobiotik", die sich u. a. mit dieser Thematik befasst. Im 20. Jahrhundert war es z. B. Aaron Antonovsky, der den Fachausdruck „Salutogenese" schuf. Salutogenese aus lat. saluto: Gesundheit und lat. genesis: Schöpfung. Mit diesem Begriff stellt er die Frage, „Was schafft/schöpft Gesundheit?" Antonovsky geht dabei auch auf psychosoziale Ressourcen ein. Da Wissenschaft seit ca. 150 Jahren hauptsächlich nach dem materiellen Ursprung von Krankheiten forscht, um diese zu beseitigen, bietet die Sichtweise der Salutogenese in unserer Zeit eine Erweiterung der Perspektive. – Während eine umfassendere Sichtweise auf Gesundheit in der Humoralpathologie der Antike, der TCM, dem Ayurveda, oder indigenen Medizinsystemen schon immer eine Selbstverständlichkeit war.
Die „Diätetik" war ein grundlegender Baustein der Medizin, die damit weit über unser heutiges Medizinverständnis hinausgeht: Alles was heilen kann, kann Medizin sein.
Man muss sich vor Augen halten, dass bis zur Erforschung von Krankheitserregern und deren Bekämpfung mit Desinfektion und Antibiotika, der Anteil an unheilbaren Erkrankungen sehr viel größer war als heute. Schwere Erkrankungen konnten schnell zu Schmerzen und Siechtum führen. Vor diesem Hintergrund wurden der Wunsch und das Ziel, gesunde Menschen in ihrer Gesundheit zu erhalten, dringlich. Aus heutiger Sicht diente damit die „Diätetik" der Prophylaxe von Krankheiten und der Steigerung der Resilienz[78].
Durch die universelle Anwendbarkeit der Elementen- und Qualitätenlehre auf den gesamten Kosmos, auf Mensch und Natur, ist die Erkenntnis gegeben, dass Gesundheit

78 Resilienz, von lat. resilire, zurückspringen, meint heute v. a. die psychische Widerstandskraft eines Menschen: unter Belastungen nicht deformiert zu werden, sondern das Eigene wahren zu können.

eine Folge der regelrechten Mischung der Qualitäten ist. Diese „regelrechte Mischung" ist auch von natürlichen Faktoren abhängig, wie der Umgebung und der Lebensweise:

- Bewegung
- körperliche Anstrengung
- geistige, emotionale und soziale Aktivitäten
- Schlaf- und Erholungsphasen
- Körperpflege, Massagen, Bäder
- Klima (s. Kapitel 8.8 und 8.9)
- Kleidung
- Ernährung

Denn diese Faktoren vermitteln, je nach ihrer Beschaffenheit, Qualitäten, die sich auf das Körpergeschehen auswirken und über die in das Körpergeschehen eingegriffen werden kann. So wirkt sich die Lebensweise durch Was, Wie, Wann und Wieviel – auf die Gesundheit aus.[79]
Dieses Bewusstsein schafft einerseits Achtung und Respekt vor der Schöpfung, andererseits stellt es den Menschen in seine Selbstverantwortung, denn er kann ja mit seiner Lebensführung seine Gesundheit selbst mitgestalten.
Möglichst warm und feucht in mittleren Graden ist die beste, „gesündeste" Mischung, die individuell in Abhängigkeit vom Geschlecht, Lebensalter, Lebenssituation und Temperament erreicht und erhalten werden sollte. Diese Mischung erlaubt es dann der Lebenskraft, sich am besten zu entfalten; damit Gesundheit zu erhalten, und die Regeneration und die Selbstheilungskräfte zu fördern.
Wie sich die Lebensweise auf den Menschen auswirkt, bzw. welche Qualitäten sie vermittelt ist der Inhalt der folgenden Kapitel.[80]
Doch zuerst möchte ich die Temperamente und die ihnen zuträgliche Lebensweise vorstellen.
Denn jedes Temperament gibt Grenzen für die Lebensweise vor, die nicht beliebig überschritten werden können, ohne Folgen für das Wohlbefinden und die Gesundheit.

15.1 Temperament und Lebensweise

Die Einteilung in die Temperamente erlaubt eine grundlegende Differenzierung für die Lebensweise.

79 Die Erkenntnisse der Forschungen der Epigenetik belegen die Wichtigkeit dieser Einflüsse auf unsere Gesundheit, denn nur wenige Erkrankungen sind wirklich angeboren.
80 Eine gewisse Redundanz zum ersten Teil und innerhalb der Texte erscheint mir aus didaktischer Sicht notwendig.

Sanguiniker, Qualität warm und feucht, Element Luft

Da als Sekundärsaft das Blutsystem imponiert, kommt es rasch zu Störungen in diesem System.
Daher sollte der Sanguiniker Vorsicht mit allen starken Reize walten lassen, denn sie erregen das Blutsystem und in der Folge die Atemwege.
Symptome dieser Erregung wären z. B. Fieber, Kopfschmerzen, Schlafstörungen infolge Überreizung, Neigung zu Erkrankungen der Atemwege.
Was versteht man unter starken Reizen?

- stark erhitzende Speisen und Getränke
- körperlich große Anstrengungen, die zu starken, lange andauernden Hitzegefühlen führen
- im emotionalen Bereich wären es z. B. Konfliktgespräche, weshalb man sie unter Vorabsprache mit einer zeitlichen Begrenzung führen sollte
- Reizung der Sinnesorgane, die subjektiv zu einem Gefühl von „zu viel" führen. Das können akustische Reize, wie Musik oder Geräusche sein. Aber auch Gerüche, taktile oder visuelle Reize.

Aus dem bisher gesagten ergibt sich zwangsläufig „Die Dosis macht das Gift". Was ein „zu viel" ist, was ein zu starker Reiz ist, ist individuell sehr unterschiedlich und auch von der Gewöhnung abhängig.
Die Lebenswirklichkeit erlaubt es nun nicht immer, Maß zu halten. Doch kann man Anstrengung und Überreizung auch ausgleichen: durch bewusste Ruhepausen, kühlende und befeuchtende Ernährung (s.u.) usw.
Die Anstrengung bei Kopfarbeit braucht dagegen ihren Ausgleich durch Bewegung, möglichst in frischer Luft.

Choleriker, Qualität warm und trocken, Element Feuer

Als Sekundärsaft imponiert die Gallenflüssigkeit, so dass das Leber-, Gallensystem rasch gestört werden kann. Erhöht sich das Feuerelement, führt diese zu Blutanstauungen, die Entzündungen hervorrufen können.
Daher sollte die Lebensweise kühlend und befeuchtend wirken.
Dieses Temperament braucht Besänftigung auf allen Ebenen.
„Moralische und religiöse Bildung kann seine Seelenreizbarkeit mindern. Benutzung von Stille, Einsamkeit, Selbstbetrachtung und Landleben sind angezeigt"[81] – Diese Vorgaben

81 Müller, Dr. Ingo „Lehrbuch der allgemeinen Heilkunde, Haug Verlag 1993

klingen übertrieben und nicht umsetzbar, aber sie geben eine Idee für die beste Lebensweise dieses Temperamentes:
Mit „Stille" und „Landleben" sind ruhige Erholungsphasen gemeint, in der der Organismus sich quasi „abkühlen" kann von dem „Feuer" der normalen Aktivitäten.
Für das Ehrgefühl und den Idealismus braucht es eine Weltsicht bzw. Rückbindung an eine transzendente Ebene, die dem Leben Sinn gibt. Zwar ist die „moralische und religiöse Bildung" für jeden Menschen wichtig, für den Choleriker aber in besonderem Maße. Infolge seiner Ernsthaftigkeit und seinem Ehrgefühl wird er zwangsläufig von den Menschen enttäuscht, und da bei ihm alle Reize mehr in die Tiefe gehen, leidet er so stark, dass auf Dauer der Übergang in das melancholische Temperament möglich ist. Die Ausrichtung des Lebens auf eine transzendente Ebene ermöglicht dann eher eine Verarbeitung dieser Enttäuschungen.
Hinsichtlich der körperlichen Ernährung muss auf ausreichende Trinkmenge geachtet werden. Idealerweise sollte pro Kilogramm Körpergewicht täglich 32 ml Flüssigkeit[82] aufgenommen werden. Dies gilt für jeden Menschen, besonders wichtig ist es aber für das cholerische Temperament.
Die Ernährung sollte ebenfalls kühlend und befeuchtend (s.u.) sein. Deswegen ist v.a. pflanzliche Kost sinnvoll, wobei zwei bis drei Mahlzeiten in der Woche Fleisch enthalten können. Gewürze sollten so verwendet werden, dass das Essen nicht zu scharf oder pikant wird, denn damit wird die Nahrung erwärmt. Hitzegefühle bei und nach dem Essen zeigen an, in welchem Grad die Ernährung erwärmend ist.

Phlegmatiker, Qualität feucht und kalt, Element Wasser

Als Sekundärsaft imponieren alle Körperflüssigkeiten, wozu auch das Blut gehört. Der Anteil des Blutes, der Sauerstoff transportiert[83], gehört aber nicht dazu.
Der Verdauungstrakt, als „Produzent der Säfte" neigt zu Störungen, und es besteht die Neigung zu Fettansatz und Flüssigkeitseinlagerungen.
Dieses Temperament braucht daher eine anregende, also erwärmende und trocknende Lebensweise und Ernährung:
Körperliche Bewegung und geistige Anregungen jeder Art wie Musik, Tanz, Kinobesuche, Lesen, Reisen und Gesellschaft mit anderen Menschen sind angezeigt.
Die Ernährung sollte gut gewürzt sein und Fleisch enthalten.
Mehlspeisen, Milch, Sahne, fettes Essen und Süßigkeiten sollten nur sehr reduziert gegessen werden, weil sie befeuchten.

82 Kaffee, Schwarztee und alle alkoholischen Getränke zählen nicht dazu.
83 Blut ist ein flüssiges Gewebe und die Erythrozyten, die mit ihrem Hämoglobin den Sauerstoff transportieren, gehören zu den „festen" Anteilen des Blutes. Sie gehören nicht zum Element Wasser, sondern zum Element Feuer.

Pfarrer Kneipp hatte im Alter ein phlegmatisches Temperament. Die nach ihm benannten Kuren mit Wasseranwendungen bekommen dem Phlegmatiker besonders gut und fördern seine Gesundheit.

Melancholiker, Qualität trocken und kalt, Element Erde

Als Sekundärsaft imponieren alle Stoffwechselendprodukte. Diese braucht der Körper zum Teil als Regelsubstanzen, die den Stoffwechsel begrenzen und dem Gewebe Festigkeit geben, zum Teil müssen diese Substanzen ausgeschieden werden.
Von daher neigt der Melancholiker zu Störungen der Zirkulation aller Art, was einhergeht mit Stauungen und Stockungen. Die Ausscheidungsorgane Niere, Lunge, Haut und Dickdarm neigen zu Erkrankungen.
Dieses Temperament braucht eine wärmende, sanft anregende und befeuchtende Lebensweise.
Anders als bei den beiden warmen Temperamenten – Wärme schafft Ausdehnung – besteht eine Introvertiertheit. Damit ist der Melancholiker sehr auf sich bezogen und es besteht keine Gefahr, dass er sich verausgabt. Da alle Reize in die Tiefe gehen und lange nachwirken, sollten die Reize vorsichtig dosiert werden; dem Melancholiker wird schnell alles zu viel. Das gilt auch für alle therapeutischen Reize. So kann eine eigentlich schwache Massage noch Tage später Missbehagen bis Schmerzen auslösen.
Geistige Anregung durch z. B. Musik, Lektüre und Filme sind in Maßen nötig. Zum Gespräch und zur Gesellschaft mit anderen Menschen muss sich der Melancholiker eher zwingen, will er nicht als Einsiedler enden.
Da Gefühle sich der Umgebung vermitteln, also „ansteckend" sind, leiden die Mitmenschen oft unter diesem Temperament, denn es neigt zum Pessimismus und zur Nörgelei bis zum Jammern. So gilt für die Gesprächspartner des Melancholikers, dass sie den Menschen ernst nehmen sollten; seinen Klagen aber unter Vorbehalt zuhören.
Bei Störungen der Ausscheidung verschlechtert sich der Gesamtzustand dieses Temperamentes. Von daher ist auf regelmäßigen Stuhlgang und die Trinkmenge (s. Choleriker) besonders zu achten.
Körperliche Bewegung wie Schwimmen, Radfahren und Spaziergänge sind wichtig. Denn die körperliche Bewegung erwärmt und regt die Zirkulation im Körper an. Damit wird eine bessere Ver- und Entsorgung aller Gewebe gefördert, was die Ausscheidungen verbessert.
Die Ernährung sollte leicht verdaulich sein und pikant, also angenehm anregend gewürzt. Obst und alle Gemüse, die Bitterstoffe enthalten, wie Endiviensalat, Radicchio, Oliven, Chicorée oder leichte Schärfe haben, wie Sellerie, Kohl, Kresse, Rucola, sind bekömmlich. Die Auswahl, Menge und Zubereitung des Essens sollte so sein, dass keine Blähungen entstehen. – Das gilt zwar grundsätzlich für jeden Menschen, denn Blähun-

gen zeigen an, dass die Verdauungskapazität überschritten ist, aber besonders gilt es für den Melancholiker. Zum einen hat er schnell einen hohen Leidensdruck, zum anderen behindert der aufgeblähte Darm die innere Zirkulation.
Rote Bete sind das Gemüse, das die Milz am besten in ihrer Reinigungsfunktion – Elimination von „erdigen Substanzen" – unterstützt. Von daher sollte sie vor allem der Melancholiker regelmäßig essen.

15.2 Geschlecht, Lebensalter und Lebensweise

Geschlecht:
Dem Element Wasser ist die Ernährungsfunktion zugeordnet. Die Fähigkeit zur Befruchtung und dann ein Kind in sich wachsen lassen zu können, ist mit diesem Element verbunden. Deshalb ist das weibliche Geschlecht grundsätzlich feuchter und kühler als das männliche Geschlecht. So dass jedes Temperament bei Frauen kühler und feuchter ausgeprägt ist als bei Männern.
Damit ist für Frauen insgesamt eine feuchtere Lebensweise angezeigt als für Männer.
Da mit der Feuchte auch eine verminderte Wärme verbunden ist, frieren Frauen tendenziell eher als Männer[84]. Eine Wärmflasche, als Mittel gegen kalte Füße im Bett, benutzen z. B. Frauen viel häufiger als Männer. Frauen brauchen auch meist 30–60 Minuten mehr Schlaf als Männer, denn der Schlaf wirkt befeuchtend.

Lebensalter:
Wie schon im ersten Teil angesprochen, sind alle Kinder sanguinisch, und die Lebensweise für Sanguiniker ist angezeigt. Da Kinder noch wachsen, brauchen sie mehr Schlaf zur Erholung. Spielen und Lernen sind auch als geistige Aktivität anzusehen, deshalb ist viel körperliche Bewegung zum Ausgleich wichtig, was sich auch im natürlichen Bewegungsdrang von Kindern zeigt.

Kinder und Überreizung:
Für das sanguinische Temperament gilt ja, dass starke Reize vermieden werden sollen, weil sie zu Überreizung führen können.
Seit Ende der 1980er Jahre gibt es immer mehr Kinder, die schon im Säuglings- und Kleinkindalter überreizt sind.

84 Alle diese Angaben beziehen wie immer auf den Durchschnitt der Frauen und Männer.

Aus der Überreizung, die häufig mit einer Über-Förderung der Kinder in Zusammenhang steht, kann sich ADHS[85] entwickeln. (s. Anhang)
Die Spaziergänge, die Mütter mit ihren Kindern im Kinderwagen machen, sind für beide gut: Die Kinder sind an der frischen Luft und bekommen damit andere Reize für ihre Entwicklung als in der Wohnung. Und den Müttern tut die körperliche Bewegung als Ausgleich gut, denn die Betreuung eines kleinen Kindes mit der entsprechenden emotionalen Verfügbarkeit, ist eine große Anstrengung, auch wenn dies mit Freude und Liebe getan wird.
Im Laufe des Lebens wird der Mensch immer trockener und kälter. Entsprechend sollte die Lebensweise erwärmend und befeuchtend sein. Das der ältere Mensch Kälte schlechter verträgt als ein jüngerer, zeigt sich meist in der Kleidung: wärmende Unterwäsche, Strickjacken bei leichter Abkühlung etc. Auch die stärker geheizten Wohnungen älterer Menschen sind auffällig.
Die beim melancholischen Temperament angeführte Lebensweise ist spätestens ab dem Rentenalter sinnvoll. Auch wenn es mittlerweile viele Menschen im Rentenalter gibt, die noch große Leistungen vollbringen, brauchen sie längere Ruhepausen zum Ausgleich und zur Regeneration als jüngere. Da aber der Trend zum „fitten Senioren" geht, fällt es unter Umständen schwer, sich Überforderungen einzugestehen.
Arbeit wird in der Physik mit der Formel: Arbeit = Kraft x Weg bezeichnet. Von daher ist es logisch, dass bei geringerer Kraft die Wege länger werden, der Mensch also mehr Zeit braucht. Diese natürliche Entwicklung anzunehmen ist eine Herausforderung für jeden Menschen.
Nicht umsonst sagte die Schauspielerin Mae West: „Altern ist nichts für Schwächlinge".
Ebenso wie das Altern ein langsam fortschreitender Prozess ist, ist es auch die damit einhergehende Trocknung und Abkühlung. Exzessive Lebensführung mit fortlaufender Überreizung und Überforderung fördert natürlich die Alterung und damit die Trocknung und Abkühlung.

15.3 Aktivitäten, Ruhephasen und Schlaf

Aktivitäts- und Ruhephasen wechseln sich in der Natur ab. Je regelmäßiger der Tagesrhythmus verläuft, desto schonender ist es für den Kräftehaushalt.

85 ADHS bedeutet Aufmerksamkeitsdefizit-Hyperaktivität-Syndrom. Diese Störung ist immer als ein Symptom zu sehen, bei dem es herauszufinden gilt, was die Ursachen dieses Syndroms sind. Überreizung infolge Überstimulation kann eine dieser Ursachen sein. Genauso aber Spannungen im Elternhaus, auf die das Kind als Symptomträger reagiert. – Bis zur Pubertät reagieren Kinder in der Regel als Symptomträger der Eltern.

Aber zu gleichförmig sollte das Leben auch nicht ablaufen: Eine „zu genaue Diät[86] ist für gesunde Leute gefährlich, Abweichungen werden dann nur schwerlich vertragen (...)". Für Gesunde soll die Art zu leben und zu essen „(...) nicht einerlei sein, sondern zu Zeiten auf dem Lande, bisweilen in der Stadt, öfter auf dem Acker, zu Schiff und auf der Jagd. Bisweilen ruhen, aber noch öfter sich körperlich bewegen und arbeiten... denn Faulheit macht den Leib stumpf, die Arbeit fest. Jene bringt ein frühzeitig Alter, diese eine lange Jugend"[87].

Jede Aktivität erwärmt. Also wird durch Aktivität das Feuerelement angeregt und das Luftelement als Bewegendes. Das Wasserelement als Nährendes wird bei Aktivität verbraucht bzw. vermindert.

Umgekehrt bewirkt Ruhe Kühlung und damit eine gewisse Befeuchtung.

Nach einer Aktivität braucht es je nach Intensität und Dauer eine Erholung, in der verbrauchtes Wasserelement und Luftelement wieder ersetzt werden können und erdige, also verbrauchte Substanzen ausgeschieden werden. Dies geschieht durch Ernährung, Ausscheidung, Erholungsphasen und Schlaf.

Erst bei übergroßen und lange andauernden Anstrengungen entsteht so viel erdige Substanz, dass keine vollständige Regeneration mehr möglich ist. Dann muss von einem bleibenden Kräfteverlust gesprochen werden, der aber oft zu großen Teilen mit einsichtigem Verhalten, z. B. sich mehr Zeit lassen, kompensiert werden kann.

Um den Körper zu befeuchten bzw. verbrauchtes Wasserelement zu ersetzen ist der Schlaf die wichtigste Erholungsphase. Im Mittel braucht ein Mensch 7–8 Stunden Schlaf; Frauen wie schon erwähnt etwas mehr als Männer, während Kinder den höchsten Schlafbedarf[88] haben.

Von daher ist ausreichender Schlaf das beste und wichtigste Mittel gegen vorzeitige Alterung.

Und damit auch das beste „Anti-Faltenmittel", denn keine Creme kann eine solche Regeneration bewerkstelligen wie Schlaf.

Ein zu viel an Schlaf ist allerdings auch nicht gut. Dann vermehrt sich das Wasserelement zu sehr, damit das Phlegma, und es kommt zu Phlegmatismus (s. Kapitel 15.2). Sowohl ein zu viel, als auch ein zu wenig an Schlaf fördern Gewichtsprobleme und Entzündungsneigung – die Dosis macht das Gift.

Genauso wie ein Zuviel an Schlaf schädlich ist, sind es auch körperliche Ruhephasen. Wer sich an Tage mit zu viel „Couchliegen" erinnert, weiß wie wenig Erholung zu viel Ruhe bringen kann. Fortgesetzte fehlende Bewegung führt sogar zu Inaktivitätsatrophie

86 Diät meint hier die Lebensführung allgemein; nicht nur die Ernährung.

87 Elsholtz, Johan S. Diaeteticon, 1682

88 Das Buch „Babyjahre" von Dr. Remo Largo informiert sinnvoll über die Bedürfnisse von Babys, auch über den Schlafbedarf.

bis zur Arthrose. Denn zur regelrechten Befeuchtung bzw. Ernährung des Körpers ist ja auch Wärme und Bewegung nötig: Nährstoffe und Ausscheidungsprodukte müssen bewegt werden und zirkulieren, damit sie ihren Zielort erreichen können. Und so braucht es Aktivität, einen gewissen Grad an Feuer, damit das Wasserelement seine Wirkung entfalten kann und es zu regelrechter Befeuchtung kommt.
Ruhephasen außerhalb der Schlafenszeit geschehen bewusst oder unbewusst, indem man sich eine Auszeit von der Alltagsaktivität nimmt.
Viele Menschen erleben vor allem im Urlaub, dass aus dem Blick auf z. B. das Meer oder die Berge ein erholsames Schauen wird. Kommt man vom zielgerichteten Beobachten zum absichtslosen Schauen, ist das ein sicheres Zeichen für eine tiefe Erholungsphase. Man ist dann mehr im „Sein" und nicht mehr im kräfteverbrauchenden „Machen".
Fernsehen und am Computer rumspielen bieten zwar auch eine Auszeit von der Alltagsaktivität, aber sie sind eher Zerstreuung als eigentliche Erholung. Wegen des bläulichen Lichts, das alle Bildschirme abstrahlen, und das anregend wirkt, sollte zwischen Bildschirmarbeit (das gilt natürlich auch für Smartphones), Fernsehen und Schlaf ein zeitlicher Abstand von mindestens 90 Minuten liegen. Sonst besteht die Gefahr, dass das Einschlafen und der Schlaf gestört werden.
Spaziergänge in frischer Luft, in subjektiv angenehmem Tempo, dienen dagegen der Erholung, denn die mäßige Bewegung fördert ja die Regeneration, weil sie zu besseren Zirkulation aller Flüssigkeiten führt.
Körperliche Bewegung ist zum Ausgleich geistiger Aktivitäten nötig.
„Es ist unmittelbar klar, dass eine rein geistige Beschäftigung, welche den Körper auszehrt und zu große Empfindlichkeit und Reizbarkeit, Nervenschwäche mit fixen Ideen und Hypochondrie hervorruft, wie auch jede sitzende Beschäftigung (...) in besonderem Maße einen täglichen Ausgleich durch Bewegung an frischer Luft erfordert (...)"[89].

15.4 Kleidung und Hautpflege

Die Haut ist das größte Organ des Menschen. Über sie nimmt er Temperatur- und Berührungsreize auf. Sie hat auch eine Schutz-, Temperaturausgleichs- und Reinigungsfunktion, denn der Schweiß ist ähnlich wie der Urin zusammengesetzt.
Bei Hitze hat der Schweiß eine kühlende Wirkung. Bei körperlicher Anstrengung riecht der Schweiß vermehrt, ebenso bei reduzierter Trinkmenge, woran die Ausscheidungs-

89 Müller, Dr. Ingo „Lehrbuch der allgemeinen Heilkunde", Haug Verlag 1993

funktion (Erdeelement) erkennbar ist. Diese Ausscheidungsfunktion sollte aus naturheilkundlicher Sicht nicht durch schweißhemmende Substanzen unterdrückt werden[90].
Über die Talgdrüsen wird die Haut geschmeidig erhalten, was sie schützt. Die Talgproduktion lässt im Alter nach. Trockene Haut bei Bedarf über Pflegeprodukte mit Feuchtigkeit und Fett zu versorgen – sie also zu befeuchten und zu erwärmen - ist sinnvoll um die Funktion der Haut zu unterstützen. Einreibungen erwärmen die Haut[91].
Die Haut kann täglich kurz gewaschen werden, wobei Seife für den Bedarf dosiert und sparsam verwendet werden soll, um die Haut nicht auszutrocknen. Ob das Waschen am Waschbecken, unter der Dusche oder in der Badewanne geschieht, ist eine Frage des persönlichen Geschmackes. Waschen wirkt leicht anregend für die Hautfunktion.
Hautbürstungen wirken stärker erwärmend und anregend als Einreibungen. Sie regen die Durchblutung an, vermehren so das Feuer- und Luftelement und unterstützen damit die Hautfunktion, was der Gesunderhaltung des gesamten Körpers zu gute kommt.
Gleiches gilt für Saunabäder und Dampfbad. Die Wellnessbewegung bietet hier reiche Auswahl und weist auch auf Kontraindikationen hin.
Bäder wirken je nach ihrer Temperatur und Dauer: Lau bis mäßig warm temperierte Bäder wirken befeuchtend, heiße Bäder erhitzend[92].
Auf medizinische Bäder und Badezusätze möchte ich hier nicht eingehen, denn dazu bedarf es immer einer individuellen Diagnose.
Kalte und kühle Waschungen und Güsse wirken anregend und härten ab. Wer sich nicht überwinden kann, den ganzen Körper nach dem warmen Duschen kühl oder kalt abzuduschen, kann sich auch auf Beine und Arme beschränken. Auch das hat schon eine anregende und abhärtende Wirkung.

Kleidung

Die Kleidung sollte nicht einschnüren, also bequem sein und ausreichend Schutz vor Wärmeverlust und Auskühlung bieten und im Umkehrschluss bei Hitze genügend Luftbewegung zur Kühlung bieten. Weite Kleidung ist bei Hitze von daher meist zweckmäßiger als eng anliegende.

90 Deodorants sollten also gar nicht, oder möglichst sparsam verwendet werden. Es gibt Naturkosmetikfirmen, die Deos anbieten, in denen nur geruchsüberlagernde Substanzen enthalten sind, so dass es zu keiner Unterdrückung des Schweißes kommt.

91 Zu Bedenken ist, dass jede Hautcreme oder Lotion u. a. Konservierungsstoffe und Emulgatoren enthält. Vor diesem Hintergrund kann die Hautpflege mit reinen Pflanzenölen, wie beispielsweise süßes Mandelöl (auch als Salatöl zu kaufen) sinnvoll sein. Allerdings sollten sie wegen der Haltbarkeit kühl aufbewahrt werden und nach dem Waschen in die feuchte Haut eingerieben werden.

92 Bei Erkältungen wirkt deshalb ein Überwärmungsbad. Da dies aber ein sehr starker Reiz ist und den Kreislauf belastet, muss man abklären, ob es eine sinnvolle Maßnahme ist. Im Zweifelsfall macht man ein ansteigendes, heißes Fußbad.

Dünne, eng anliegende Wollwäsche ist bei Kälte sinnvoll. Da Wolle mehr Feuchtigkeit aufnimmt als Baumwolle, kann sie die Haut besser trocken halten[93]. Zum anderen wärmt sie besser als Baumwolle und schützt vor Auskühlung.

93 Seit einigen Jahren gibt es Funktionswäsche aus Wolle. Weil sie sich gut lüften lässt und dann kaum noch nach Schweiß riecht, ist sie in Punkto Geruchsbindung den synthetischen Materialien überlegen.

16. Ernährung

„Ich will nicht, dass ein Medicus der Kochkunst (und was derselben anhängig) ganz unerfahren sey" Dies Zitat stammt von Galen und zeigt, wie wichtig und geachtet die Ernährungslehre in der Medizin war. Dieses Dictum von Galen galt von der Antike bis zum Ende des 19 Jahrhunderts. Erst mit dem Ende der Humoralpathologie als Krankheitslehre in der Schulmedizin, der industriellen Herstellung von Medikamenten und deren Massenverkauf, verlor das Wissen um die Heilkraft der Ernährung seine enorme Bedeutung.

16.1 Allgemeines

Ernährung vermittelt Qualitäten: sie kann befeuchten, trocknen, kühlen und erwärmen. Neben diesen Primärqualitäten hat sie aber auch Sekundärqualitäten: erweichend, durchdringend, zusammenziehend etc.
Die Frage, „Was ist gesunde Ernährung?", kann vor dem Hintergrund der Elementen- und Qualitätenlehre nicht pauschal beantwortet werden. Vielmehr gibt es für jedes Temperament und Lebensalter Vorgaben, die berücksichtigt werden sollten. (s.o.)
Aber selbst diese Vorgaben sind nicht pauschal anzuwenden: wer zum Beispiel zu viel Phlegma hat, also Phlegmatiker ist oder unter Phlegmatismus leidet, sollte trocknende Ernährung zu sich nehmen. Nun wäre Rohkost grundsätzlich trocknend und von daher empfehlenswert. Doch nicht jeder Phlegmatiker hat genügend Verdauungskraft um sie zu vertragen; vor allem nicht abends.
So spielt bei der Auswahl der Ernährung auch die individuelle Kraft der Funktionen des Verdauungstraktes eine Rolle:
Das Ziel der Verdauung ist es körperfremde Substanzen (Nahrung) in körpereigene Substanzen zu verwandeln. Dazu muss die Nahrung zuerst ihre eigene Struktur verlieren, sie muss „überwunden" werden. Dies geschieht mechanisch durch das Kauen und die Peristaltik[94] und chemisch über die Verdauungssekrete. Dieses „Überwinden" der Nahrung ist notwendig, damit die Nahrung in ihre kleinsten Bausteine zerlegt wird, so dass später aus diesen Bausteinen körpereigene Substanz synthetisiert werden kann. Das Überwinden kostet Kraft. Um diese Kraft aufwenden zu können ist Tonus (Spannung) nötig. Als Sitz dieser Kraft gilt der Magen[95], der als Tonuszentrum des Menschen gesehen wird.

94 Unter Peristaltik versteht man die Bewegungen des Verdauungstraktes.
95 Spricht man vom „Magen" meinte man anatomisch Magen und oberer Dünndarmabschnitt (Jejunum). So bilden der anatomische Magen und das Jejunum die Funktionseinheit „Magen".

Nahrung, die viel Kraft braucht um „überwunden" werden zu können, wird als schwer verdaulich bezeichnet. Zum Beispiel: Hülsenfrüchte, Rohkost, Vollkorn, Kohl, Frittiertes. Da die Verdauungsfunktion gegen Abend abnimmt und erst in den frühen Morgenstunden wieder beginnt, bleibt der Nahrungsbrei über Nacht im Magen-Darmtrakt liegen. Hat man zu viel, zu Fettes oder Schwerverdauliches gegessen, ist die Einschlafphase verlängert und der Schlaf ist weniger erholsam. Nicht umsonst sagt der Volksmund: Frühstücken wie ein Edelmann, Mittagessen wie ein Bürger, Abendessen wie ein Bettler. Fehlender Appetit am Morgen hängt oft mit einem zu reichhaltigen, späten Abendessen zusammen oder Stress durch Schlafmangel.
So sind der Zeitpunkt einer Mahlzeit und die Auswahl und Menge der Nahrungsmittel wichtig.
Sie sollten der Kraft der Verdauungsleistung angepasst sein; dass man vor allem das isst, was zum entsprechenden Zeitpunkt verdaut werden kann und „nicht zu schwer im Magen liegt". Deshalb ist der gesunde, aber schwer verdauliche Haferflockenbrei eher ein traditionelles Frühstücksgericht und kein Abendgericht.
Ansonsten kommt es zu Zeichen einer „schlechten" Verdauung wie:
Gasbildung mit Aufstoßen und Blähungen und Stuhlgangsveränderung.
Starke Müdigkeit oder andere Befindlichkeitsstörungen nach dem Essen sind wichtige Zeichen, dass die Kapazität des Verdauungstraktes überschritten ist[96].
Viele Menschen wissen aus Erfahrung, was ihnen wann „gut bekommt" und ernähren sich entsprechend. Wobei auch die Jahreszeit eine Rolle spielt: Instinktiv hat man im Sommer Appetit auf kühlende Salate und Obst, während man im Winter herzhaftere und erwärmendere Kost bevorzugt.
Grundsätzlich wird zwischen fester, flüssiger und gasförmiger Ernährung unterschieden. Auf die letzten beiden möchte ich zuerst eingehen:

16.2 Gasförmige Ernährung

Damit ist die Luft[97] gemeint, die wir über unsere Atmungsorgane einatmen[98].
Dass diese „gasförmige Ernährung" möglichst frisch und rein, also frei von Schadstoffen sein sollte, liegt auf der Hand.
Je nach Jahreszeit, Tageszeit und Ort, weist die Luft Unterschiede auf. Dafür nur einige Beispiele:

96 Dies sind aber sehr unspezifische Symptome, die auch bei Erkrankungen vorkommen können.
97 Sie vermittelt auch das „Element Luft" - ist aber nicht mit dem Element identisch.
98 Atemtherapie, in der man angeleitet wird „richtig" zu atmen, hat v. a. im Yoga eine lange Tradition.

Im Winter bei jahrestypischer Witterung belebt die frische Luft besonders. Dieser belebende Anteil der Luft wird mit dem Begriff „Pneuma“ bezeichnet.
Im Tagesverlauf ist grundsätzlich am Morgen der „Pneuma-Anteil“ am höchsten.
Die Luft im Gebirge enthält mehr Pneuma als in der Tiefebene.
In Wäldern enthält die Luft mehr Feuchtigkeit, daher befeuchtet sie besser. Diese Luft ist besonders für das cholerische Temperament zuträglich.
Feuchte Luft in der Nähe von Gewässern kann zu viel Feuchtigkeit enthalten, so dass es bei längerem Aufenthalt zu Flüssigkeitseinlagerung im Gewebe kommen kann; Menschen, die zu Tränensäcken neigen merken das schnell. Besteht schon ein Phlegmatismus, wird er durch diese Luft verstärkt.
Die Luft am Meer regt stärker an als die Luft im Innenland. Damit vermittelt sie mehr Luft- und Feuerelement[99].

16.3 Flüssige Ernährung

In diesem Abschnitt möchte ich auf die wichtigsten Getränke eingehen und welche Qualitäten durch sie vermittelt werden.
Jedes Nahrungsmittel enthält Wasser als flüssigen Anteil. Die optimale, tägliche Zufuhr[100] an Wasser beträgt wie schon erwähnt 32 ml pro Kilogramm Körpergewicht. Mit dieser Menge wird die beste Ver- und Entsorgung aller Gewebe möglich.
Wasser ohne weitere Zusätze ist das natürlichste Getränk. Es bietet die Grundlage zur Befeuchtung. Das heißt in Hinsicht auf die Elemente: ausreichend Flüssigkeit befeuchtet nicht die Gewebe, aber es bietet die Voraussetzung zur Befeuchtung.
Die Zusetzung von Mineralien modifiziert diese befeuchtende Qualität. Zwar klingt es paradox, aber Mineralienanteile machen das Wasser „trockener“.
Das gilt auch für Kohlensäure. Sie hat aber auch einen anregenden Aspekt, vermittelt also Luft- und Feuerelement, weshalb man keinesfalls vorwiegend kohlensäurehaltiges Wasser trinken sollte.
Kräutertees haben in der Regel arzneiliche Wirkungen. Deshalb soll man häufig[101] die Sorte wechseln, um keine einseitigen, ungewollten Wirkungen zu erzielen oder Teemischungen trinken. Darüber hinaus sind sie möglichst dünn zu zubereiten, also mit weni-

99 Die Luft an der Nordsee wirkt stark trocknend und anregend, so dass man von einem Reizklima spricht, das bei einem Aufenthalt auch noch nachwirkt. Dieses Klima ist für Infektanfällige mit einer Ausreifungsstörung des Lymphsystems besonders heilsam. – Der Nordseeurlaub war für „Schnupfenkinder“ bis in die 1970er Jahre üblich. Die Ostsee bietet ein insgesamt milderes Klima.

100 Dies bezieht sich als Orientierungswert für einen gesunden Erwachsenen.

101 nach ca. fünf Tagen

gen Wirkstoffen. Dass ein heißer Tee erwärmender wirkt als einer mit Zimmertemperatur, ist spürbar.
Fruchtsäfte gelten zwar als Getränk, sind aber zur Flüssigkeitszufuhr nicht empfehlenswert, denn sie enthalten Nährstoffe in Form von Zucker. Von daher ist ein Glas Fruchtsaft eher als Ergänzung einer Mahlzeit zu sehen, z. B. als Nachtisch. Auch stark verdünnte Saftschorlen sind unter diesem Aspekt kein per se „gesundes Getränk".
Fruchtsäfte wirken zum größten Teil kühlend. Dies gilt vor allem für Apfelsaft und Sauerkirschsaft, weshalb sie in stark verdünnter Form bei Fieber angewendet werden können.
Softdrinks wie z. B. alle Limonaden enthalten Zucker oder Süßstoff. Auch sie sind nicht zur hauptsächlichen Flüssigkeitszufuhr zu empfehlen. Egal ob sie nun aus einem Supermarkt stammen oder aus einem „Bioladen".
Kaffee und Schwarztee sind Genussmittel, sie wirken trocknend und anregend.
Milch ist nicht als Getränk anzusehen, sondern als Nahrungsmittel. Sie wirkt kühlend und befeuchtend und ist schwer verdaulich[102]. Die üblicherweise verkaufte Milch ist durch die Homogenisierung und Pasteurisierung sehr weit von ihrer natürlichen Beschaffenheit entfernt. Weiteres zur Milch siehe Milchprodukte.
Sauermilchprodukte, wie Buttermilch[103] sind auch eher Nahrungsmittel als Getränke. Allerdings erheblich leichter verdaulich als Milch: sie wirken auch befeuchtend und kühlend. Bei Hitze im Sommer ist Buttermilch idealer Bestandteil eines Mittag- oder Abendessens.
Alkoholische Getränke haben über den Alkohol eine trocknende Wirkung: je höher der Alkoholgehalt, desto stärker ist diese Wirkung.
Weißwein wirkt kühlend und trocknend, Rotwein wirkt erwärmend und trocknend.
Süße Weine dagegen wirken erwärmend und befeuchtend, weshalb ein guter, älterer Portwein in kleinen Dosen als Stärkungsmittel gilt.
Schaumweine wirken mit ihrer Kohlensäure anregend, deshalb kühlen sie nicht und trocknen schwächer als Weißwein.
Bier variiert in seinen Qualitäten je nach Brauart, Alkoholgehalt und seinen Anteilen von Gerste, Hopfen und Malz:
Junges, leichtes Bier mit wenig Alkohol: kalt I und in Bezug auf Befeuchtung/Trocknung ausgeglichen.
Es wirkt kühlend und stillt den Durst. Je dunkler, süßer und bitterer ein Bier ist, desto weniger kühlend ist es.
Mittelstarkes Bier (Alkoholgehalt bis ca. 4 %): temperiert
Gereiftes, älteres und starkes Bier mit mehr Alkohol, wie z. B. Starkbiere: bis warm II

102 Der Zusatz von Kakaopulver, das ohne Zuckerzusatz bitter ist, macht die Milch leichter verdaulich.
103 Das gleiche gilt für Trinkjoghurt.

„Wir sehen aus den Wirkungen des starken Bieres, dass es den Säufern nicht allein den Leib erhitze und das Gesicht rötet, sondern dass es auch – was kalte Dinge nicht zu tun pflegen – ins Haupt steigt und trunken macht"

16.4 Zubereitung der Nahrung

Bevor ich nun die Qualitäten von Nahrungsmitteln vorstelle, möchte ich erst etwas Allgemeines zur Zubereitung der Nahrungsmittel sagen.
Durch Erhitzen wird Nahrung erwärmender, während Rohkost und Salate kühlend wirken. Kochen, Dünsten und Passieren machen die Nahrung damit leichter verdaulich.
Beim Braten kommt es auf die Menge der entstehenden Röststoffe an, ob die Nahrung leicht verdaulich ist: durch leichtes Anbraten, bei dem wenig Röststoffe entstehen, wird die Nahrung leichter verdaulich – bei „scharfem" Anbraten entstehen mehr Röststoffe, die schwer verdaulich sind.
„Erwärmend" wird die Nahrung aber nicht nur durch ihre Zubereitung, sondern auch durch Gewürze und Kräuter: je pikanter bzw. schärfer desto erwärmender wirken sie:

- Kümmel, Koriander, Rosmarin, Thymian, Salbei, Lorbeer, Muskatnuss
- Knoblauch, Zwiebeln, Kresse, Meerrettich, Senfkörner,
- alle Pfeffersorten, Chili,
- Nelken, Kardamom, Zimt, Anis, Fenchel, Ingwer, Galgantwurzel, Thaibasilikum
- Schnittlauch, Petersilie, Basilikum, Dill
- Salz, das ja fast jedem Essen zugegeben wird, ist ebenfalls erwärmend

Es ist besser, getrocknete Gewürze bei Bedarf zu zerstoßen. Sie verlieren an erwärmenden Eigenschaften und Geschmack, wenn sie als Pulver gekauft werden, da durch die Zerkleinerung ein Teil der ätherischen Bestandteile verfliegt.

16.5 Die Qualitäten der festen Nahrungsmittel

Quelle für diesen Teil des Buches sind die Seminare in St. Gilgen und das Diaeteticon von Joan. Sig. Elsholtz. 1682. Herausgegeben von Manfred Lemmer, Dr. Richter Verlag 1984. Zitate aus diesem Buch sind mit Anführungszeichen gekennzeichnet. Besondere Wirkweisen einzelner Nahrungsmittel habe ich angeführt, wo sie mir wichtig erschienen.
Innerhalb einer Art gibt es z.T. viele verschiedene Sorten, die leicht abweichende Qualitäten haben können. Auch der Anbau bzw. Geschmacksvarianten und Reifegrade spielen eine Rolle.
Die Einteilung in Grade wurde schon erwähnt.

Nahrungsmittel, bei denen nur eine Qualität angegeben ist, wie zum Beispiel warm I, haben in Bezug auf Feuchtigkeit/Trockenheit keine Qualität; sie sind diesbezüglich neutral.

Getreide

Die Qualitäten beziehen sich auf das Vollkornprodukt.

Buchweizen

wa I + fe I, aber so schwach ausgeprägt, dass er fast neutral ist.

Er nährt mehr als Hirse, aber weniger als Dinkel oder Weizen und ist leicht verdaulich.

Dinkel / Weizen

mäßig wa I + fe II

Er hat eine klebrige und zähe Feuchte, die durch die Zubereitung, z. B. als Sauerteigbrot, verbessert wird. Dinkel ist ein Weizengewächs und ist bekömmlicher als der Weizen. Dieser ist weniger warm und enthält mehr von der zähen Feuchte als der Dinkel.

Gerste

ka I + tr I

Reinigt, „eröffnet" und treibt den Harn.

Hafer

wa I + tr I

Der rohe Hafer ist schwerstverdaulich. Gekocht, als Haferbrei, ist er immer noch schwerverdaulich, daher sättigt er gut und wird heute meist als Frühstücksbrei gegessen. Schon im 17. Jahrhundert galt er als gute Nahrung für Gesunde, für Nervöse und für Menschen mit Bronchialerkrankungen.

Hirse

ka I + tr II

Daher nährt Hirse wenig.

Reis

wa I + tr I

Durch die Zubereitung mit Salzwasser, Brühe oder Milch wird der Reis stark temperiert.

Hülsenfrüchte

Erbsen

ka I + tr I

schwer verdaulich und leicht blähend.

Bohnen

grüne Bohnen ka I + fe I

getrocknete Bohnen ka I + tr. I

Beide nähren gut, sind aber schwer verdaulich und blähend. Nach Galen sind sie nur für körperlich Arbeitende geeignet, nicht für „Kopfarbeiter". Pytagoras hat seine Schüler vor Bohnen gewarnt: „sie seien denen zuwider, die die Stilligkeit des Gemütes suchen"

ka I + tr I

ähnlich wie Erbsen. Lt. Hippokrates sollen sie aber leichter verdaulich sein, als Erbsen.

Linsen

ka I + tr I

ihnen werden „gemischte Qualitäten" zugeschrieben: teils wirken sie abführend, teils verstopfend. Zuviel oder zu oft gegessen[104] verursachen sie „melancholisches Geblüt".

Kichererbsen

ka I + tr I

Wurzelgemüse

Pastinaken

schwach wa I + fe I , fast neutral, wenn es frische und saftige Wurzeln sind

Sie sind sehr gut verträglich und befördern die Verdauung und den Urin.

Möhren

wa I + fe I , mit kleiner Bitterkeit.

Roh sollten sie nur sparsam verwendet werden, denn sie geben einen „groben Nahrungssaft".

Gekocht sind sie gut verträglich. Möhrenbrei gilt als Heilnahrung bei Durchfallerkrankungen.

Rote Bete

wa I + fe I

Sie stärken die Milz indem sie ihre Reinigung fördern.

Weiße Rüben und Steckrüben

wa I + fe I

104 In der indischen Küche wird häufig mit Linsen gekocht. Aber durch die Gewürze und Zubereitung sind sie besser bekömmlich.

Teltowsche Rübchen

wa I-II + fe I-II

Sie befördern den Urin, sich leichter verdaulich und weniger „windhaft“ (blähend) als die übrigen Rübensorten.

Rettich

w III + tr I

Als Vorspeise geeignet, um „den Leib damit zu erweichen“; so wirken sie erwärmend und fördern Verdauungssäfte. Als Nachspeise „befördern sie die Verteilung der Nahrung“. – Die Wirkung des Rettichs wird von Elsholz mit der des Ingwers verglichen.

Radieschen

wa II + tr I

Meerrettich

wa III + tr III

Wirkt wie Rettich, aber stärker: „(...) er ist durchdringend, macht Lust zum Essen, treibt Urin, dampft ins Haupt.“ (damit ist gemeint, dass seine Inhaltsstoffe durch die Wärme zum Kopf aufsteigen und auch dort wirken: zähe Sekrete der Nase z. B. werden so verflüssigt)

Knollensellerie

wa II – III

Je nach Geschmacksintensität ist er wärmer.

Verdauungsfördernd, stoffwechselanregend, harntreibend, entwässernd und entschlackend – auch für Harnsäure. Daher wird er empfohlen bei Rheuma und Gicht; auch im Frühstadium mit der Morgensteifigkeit. Er wirkt auch gegen „schwache Nerven“.

Gemüse

Stangensellerie

wa I , neutral: weder trocken noch feucht

Er wirkt ähnlich wie der Knollensellerie stoffwechselanregend, aber insgesamt schwächer.

Fenchel

wa I – II + tr. I

Er befördert die Verdauung, treibt Harn, wirkt gegen Blähungen und stärkt die Gesichtssinne.

Gurke

ka I + fe I

Kürbis

ka I + fe I

Spargel

wa I + tr I

„Befördern den Harn" und ist leicht verdaulich.

Kohl

Die Kohlsorten haben vermischte Eigenschaften:

Die äußeren Blättern wa I-II + tr. I

Das Innere ka I + tr. I

Die Bitterkeit und Schärfe ist bei den Kohlsorten unterschiedlich ausgeprägt. Kohl gibt „wenig Nahrung" und viel Blähungen, was aber auch von der Zubereitung abhängig ist. Nach Galen sollen im ersten Kochwasser die wärmenden und trocknenden Substanzen sein, die abführend wirken. Gießt man dies erste Kochwasser ab, und setzt den Kohl erneut mit frischem Wasser an, soll er kühlend und befeuchtend sein.

Die Blattkohlsorten: Grün-, Weiß-, Spitz-, Rot- und Rosenkohl sind blähender als der Blumenkohl oder der Brokkoli.

Kohlblätter werden äußerlich angewendet bei Entzündungen und Gelenksarthrose.

Sauerkraut

ka I + fe I

Die milchsaure Gärung führt zur kühlenden Wirkung. Daher macht es hitzige Speisen wie Pökelfleisch und Würste besser verträglich.

Elsholz schreibt dazu: „...es mildert Kopfweh nach einem Rausch indem es die überbliebene rohe Feuchtigkeit des Weins an sich ziehet und unterwerts abführet: er selbst aber bleibt im Magen und kühlet den erhitzen Leib, also das der Unlust desto eher verschwindet. Daher sagen die Zechbrüder: Auf einen Rausch gehöret ein Sauerkraut zum Frühstück."

Sauerkraut wirkt abführend und „reinigt" den Magen-/Darmtrakt.

Spinat

ka I + fe II

Lauchgewächse

Zwiebeln

wa II-III + fe I

Je schärfer sie sind, desto wärmer sind sie. Auch weil sie blähend sind, gelten sie nicht als Speise, sondern werden zum temperieren bzw. erwärmen der Nahrung benutzt. Vor allem für kalte und phlegmatische Naturen sind sie geeignet, weil sie mit ihrer „subtilen Schärfe den kalten Schleim durchdringen und erwärmen" – damit wirken sie reinigend und entschlackend.

Lauch

wa II

Schnittlauch
w I-II + tr. I-II
Um Speisen zu temperieren/besser verdaulich zu machen und schmackhaft.
Knoblauch
w III – V + tr IV
Je schärfer, desto trockener.

Pilze
ka I + fe I
Es wird ihr mäßiger Genuss empfohlen, weil sie eine „Zähigkeit“ haben, die sie schwer verdaulich macht.

Salat
Lattichsalate, wie z. B. Kopfsalat
ka II + fe II
Endivien
ka II + tr. II
Seine Bitterkeit fördert den Leberstoffwechsel und „befördert“ den Urin. Er ist gut verdaulich und kann auch abends gegessen werden.
Portulak
k II + fe II
Er hat eine „kleine Herbe“ und wirkt leicht zusammenziehend.
Feldsalat
ka I + fe II
Der nahrhafteste Salat.
Rucola
ka I + fe I
Durch seine aromatischen Stoffe wird er leichter verdaut als die Lattichsalate. Besonders im Winter geeignet.

Kräuter
Dill
wa II + tr II
Gurkenkraut /Borago officinalis
wa I + fe I-II
Die Blüten und zarten Blätter sind zum Salat empfohlen, sie wirken herzstärkend und machen gute Laune.

Holunderblüten
wa I-II + tr I-II
Als frische Blüten im Salat wirken sie abführend und verdauungsfördernd. Die Blüten in Molke eingelegt „... so purgieret dieselbe ... als eine Frühjahrskur zur Reinigung des Leibes und des Geblütes an etlichen Tagen an einander zu trinken...Auch bäckt man von der frischen Blüte Eierkuchen, davon doch nicht gar viel essen dienlich ist, weil sie sonst unten und oben zu würcken pflegen." Damit ist gemeint, dass sie zu Durchfall und Erbrechen führen können.

Kresse
wa II
Sie treibt pathologische Feuchtigkeiten aus.

Majoran
wa II-III +tr II

Melisse
wa I –II
Die frische Pflanze im Frühling und Sommer im Salat, oder als Tee. Sie „erfreut den den Geist und vertreibt die Schwermut".

Petersilie
wa II
Sie ist verdauungsfördernd und harntreibend.

Pimpinelle
wa II
Das frische Kraut in Wein eingelegt wirkt blutreinigend

Salbei
wa III + tr III
„Stärkt den Kopf" – er soll das Gedächtnis verbessern und die Gedanken klarer machen.

Thymian
wa III +tr III

Gewürze

Kardamom
wa II bis fast III
Stärkt den Magen, befördert die Verdauung, tonisiert bei niedrigem Blutdruck.

Ingwer
frischer Ingwer
wa III
„Ihr Temperament ist sehr hitzig, jedoch nicht so schnell: daher es kömmet, dass auf der Zunge nicht sofort ihre Schärfe, sondern etwas langsam empfindet. Weil sie nämlich viel grobe erdhafte Theile zugleich bei ihrer Hitze haben". Er verbessert die „Rohigkeit der Speisen und befördert die Verdauung."

Muskatnuss
Wa III + Tr II-III
„Stärkt das Haupt, Herz, Uterus und Magen, befördert die Verdauung.
Muskatblüte
Wa + Tr
Wie die Nuss, aber subtiler und flüchtiger, daher ist ihre Wirkung kräftiger und durchdringender.
Nelke
wa III – IV
„Wohlrichend, scharf mit einer kleinen, angehnemen Bitterkeit, welche dem Magen wohl tut"
Pfefferkörner
Schwarzer und weißer Pfeffer
wa III + tr III
Eröffnet, zerteilt, bei allen „kalten Zufällen".[105]
Safran
wa II + tr I
„Erquicket das Herz, befördert den Schlaf, aber zuviel beschweret er das haupt. In zu großen Mengen kann er viel Schaden tun".
Salz
tr. III
Es zerteilt und eröffnet. Meersalz wird von Steinsalz unterschieden, wobei Meersalz schärfer und etwas trockener ist, als Steinsalz.
Zucker
weißer: tr I
brauner: fe I
Es nährt gut; für Schwache und durch Krankheit geschwächte, für erkaltete und melancholische Zustände. Wenn Zucker überflüssig gebraucht wird, senkt er den Tonus des Magens und damit insgesamt den Tonus, verursacht „Winde, nimmt den Appetit, macht schwarze Zähne und Fäulniß des Mundes und dergleichen mehr."

105 Zufälle war die Bezeichnung für Symptome. I.S. es gibt eine Krankheit, und sie kann je nach Reaktionslage unterschiedliche Zufälle hervorbringen.

Honig

gelber Honig: wa II + tr II

weißlicher Honig ist etwas weniger warm

Der erste Frühlingshonig gilt als der Beste. Honig erregt die Milz, „nährt wohl ... und er ist bei den Gebrechen des Halses, der Lungen und der Harngänge[106] wohl". Vorsicht gilt für das cholerische Prinzip; unter seinem Einfluss erregt Honig leicht die Vermehrung von Gelbgalle.

Olivenöl

Das erste Öl aus reifen Oliven ist grünlich (Kaltpressung) – es ist temperiert.

Je älter und gelber das Öl ist, desto hitziger ist es: bis wa II + tr II

Essig

Weinessig wirkt stärker, als Apfelessig. Essig ist neutral, oder von gemischter Substanz. Dann hat er sowohl kalte als auch warme Anteile, aber die kälteren sind stärker.

Je nach Stärke bis tr. III.

Er „ist subtil, macht dünn, treibt den Schweiß, zieht aber auch zusammen"

Obst

Es werden v. a. Sommerobst, Winterobst und Exotika unterschieden.

Das Sommerobst ist insgesamt feucht, fault schnell und gibt wenig Nahrung. Aber bei Hitze kühlt es. Insgesamt wird es als Vorspeise empfohlen, weil „sie also den Leib erweichen".

Grundsätzlich gilt: je süßer, reifer und geschmackvoller, desto höherer Wärmegrad.

Sommerobst

Aprikose

ka I + fe II

Je süßer, desto besser verdaulich. Sie sollen gesünder als Pfirsiche sein.

Brombeere

wa I + fe I

Erdbeere

ka I + fe I

Feigen

wa I + fe II

Laxieren und befördern den Urin. Sollen nur wenig gegessen werden. Die getrocknete Feige ist wa II und fe I und gilt wegen ihrer abführenden Wirkung als Arznei.

Himbeere

wa I + fe I

Sie wirkt herzstärkend.

106 Halsentzündungen, Bronchitis und Entzündungen der ableitenden Harnwege sind gemeint.

Johannisbeere, rot
ka II + tr. II Die weißen Johannisbeeren sind süßer, daher sind sie ka I +tr I. Johannisbeeren „verdünnen und eröffnen".
Kirschen
wässrige und geschmacklose Kirschen: ka I +fe I säuerlich-süße Kirschen: wa I Die säuerlichen sind am besten bekömmlich. Sie sind als Nachtisch empfohlen zur „Schließung des Magens". Sie „kühlen die erhitzte Leber und sind auch dem Magen und Herzen angenehm".
Pflaume
ka I + fe I
Stachelbeere
ka II + tr II Ihre Säure zieht zusammen. „(…) sie dienen da, wo man des Anhaltens benötigt".
Weintraube – sie gehört weder zum Sommerobst, noch zum Winterobst.
w I + fe I Sie blähen und laxieren leicht. Getrocknet, als Rosinen oder Korinthen sind sie mäßig warm und reinigen den Körper. Für „Milzsüchtige" (Menschen mit starken Flüssigkeitseinlagerungen) ist ihre Süße aber schädlich.

Winterobst
Apfel
Je nach Geschmack: saure Äpfel: ka I süße Äpfel: wa I Süßsaure Äpfel sind am bekömmlichsten. Es sollen nur gutschmeckende und „am Baum reif, oder in der Fruchtkammer etwas mürbe gewordene Äpfel gegessen werden. Und nicht zu viel." Gekocht – beispielsweise als Kompott – sind sie verträglicher als roh. Wer mit Blähungen auf einen Apfel auf leeren Magen reagiert, soll ihn als Nachtisch essen.
Birne
Je nach Geschmack: Wasserbirnen mit derbem bzw. hartem Fruchtfleisch: ka I + tr I Würzbirnen, aromatisch mit weichem Fruchtfleisch: wa I + fe I Rohe Birnen sind schwer verdaulich.
Mandel
wa I + tr I Verdünnend, nährend und mildert „scharfe Feuchtigkeiten" und die davon entstehende Schlaflosigkeit.

Walnuss

frische Walnüsse: wa I + fe I

getrocknete Walnüsse: wa I

Haselnuß

wa I + tr I

Kastanie

frische Kastanie: wa I + fe I

geröstete Kastanie: wa I + tr I

Gekochte oder geröstete Kastanien nähren gut, sie machen aber „dick Geblüt". Menschen mit Neigung zu Koliken oder Verstopfung sollen sie nicht essen, aber bei Durchfallneigung sind sie angeraten.

Exotika/Ausländische Früchte

Zitrone

gelbe Schale: wa II+ tr II

Fruchtfleisch: ka III + tr III

Zitrone stärkt das Herz und die „Lebensgeister", dämpft Hitze und Fieber und „löst Steine". Macht Gebratenes besser verdaulich.

Die Limone ist der Zitrone fast gleich zu setzen, hat aber etwas weniger Wärme.

Apfelsine

orange Schale: wa I + tr I

Fruchtfleisch sehr süß und aromatisch: schwach ka + tr

Fruchtfleisch wässrig: ka I + tr I

Die Frucht ist gut bei hitzigen Erkrankungen, aber es soll nur mäßig von denen gegessen werden, die einen „kalten und schwachen" Magen haben.

Banane

ausgereift: wa I + fe I

Datteln

wa I

Sie sind schwer verdaulich. „In Mengen genossen, bringen sie Verstopfung der Leber … als Konfekt sparsam genossen hindern sie die Rauhigkeit des Halses, tuen den Nieren wohl und können den Bauchfluß anhalten".

Granatäpfel

süße: wa I + tr I

saure: ka I + tr. I

Die süßen Früchte „sind dem Magen nützlich, aber verursachen einige Hitze in demselben".

Die sauren Früchte ziehen zusammen, kühlen den erhitzten Magen und treiben Urin.

Kapern

eingelegt: wa I + tr I

Sie sind ein Gewürz „(...) der Speisen, und können zwar wenig Nahrung geben, dennoch als halbe Arznei den Appetit zum Essen erwecken und die Verstopfung der Leber, zu förderst aber der Milz, eröffnen".

Oliven

Wegen der unterschiedlichen Zubereitungsformen zwischen ka I und wa I.

Die grünen Oliven mit wenig öligem Fruchtfleisch und leichter Bitterkeit „stärken durch zusammmen ziehende Kraft den Magen ... erwecken Appetit, doch nicht zu viele" sollten davon gegessen werden.

Pinien

wa I + tr I

Sie sind schwer verdaulich, aber „(...) mildern den scharfen Urin, tuen den Nieren wohl, nähren die Schwindsüchtigen"

Pistazien

frische: sind ausgeglichen zwischen wa und ka.

geröstete, gesalzene: wa I-II + tr I –II

„Sie sind dem Magen angenehm, geben gute Nahrung" und sind leichter verdaulich als andere Nüsse.

Brot

Damit ist immer Sauerteigbrot gemeint. „Das Brot ist dem Magen angenehm, und da wir vor anderen oft genossenen Speisen einen Ekel empfinden, so werden gesunde Leute des Brotes nie überdrüssig."

Vor übermäßigem Brotgenuss warnt Elsholtz. Bei „schwacher Verdauung verstopfe es die Leber" bei guter Verdauung gibt es einen „Überfluss von Blut".

Weizenbrot

„Die im Weizen steckende Schleimhaftigkeit durch nicht so wohl, als durch das Säuren und Kneten und Backen verzehret werden können. (...) So entsteht daraus ein so fürtreffliches Brot, das alle anderen Gattungen weit hinter sich lässet"

Es werden je nach Kleiegehalt verschiedene Brotsorten unterschieden. Wer wenig Bewegung hat, bekommt durch steten Gebrauch von Feinmehl/Weißbrot „Verstopfung der Leber". Er sollte besser Brot aus etwas gröberem Mehl/höherer Anteil an Ballaststoffen essen. „Es nähret weniger, aber es geht geschwinder unten ab, und hält also den Leib weicher als das Weißbrot".

Roggenbrot

Aus Feinmehl ist es „ein gesundes Brot, das weniger als Weizen nährt, aber leichter abgeht".
Aus gröberem Mehl ist es gut, wenn es „wohl gebacken, locker und frisch ist. Ist es aber teigig und schwer, so setzt es Schleim um die Zähne und beschweret den Magen, macht dickes und melancholisches Blut, sonderlich bei den Müßiggängern." – Womit Menschen gemeint sind, die sich wenig bewegen.

Hirsebrot

Nährt wenig, bei „feuchtem Leib" wirkt es austrocknend.

Fleisch

Geflügelfleisch ist im Allgemeinen das am leichtesten verdauliche Fleisch.
Das Fleisch von vierfüßigen Tieren sei „grobsaftiger" und schwerer verdaulich.
Fischfleisch nährt grundsätzlich weniger und ist kälter.
Mageres Fleisch ist allgemein „dürrer und trockener". Fettes Fleisch ist feuchter – zu fettes Fleisch sei „zu feucht und macht oft Ekel".
Die Ernährung der Tiere beeinflusst die Qualität, so ist Schweinefleisch von Tieren, die mit Korn gemästet sind „zum Verspeisen nicht zu nützlich, als die Eichelschweine".
Und auch die Haltung der Tier spielt eine wichtige Rolle: „(...) das Fleisch von Wildtieren, weil durch die Bewegung und durch die Luft ihre übrige Feuchtigkeit verzehrt wird, ist es trockener, als das von zahmen...Die aber zu hause gemästet werden, ob sie schon mehr Fett setzen, so ist doch ihr Fleisch aus Mangel an Bewegung unreiner, als der anderen".
Angaben von Qualitäten sind sehr schwierig, weil die verschiedenen Fleischsorten eines Tieres z. B. unterschiedlichen Fettgehalt haben. – Je fetter das Fleisch ist, desto feuchter und desto weniger warm ist es.
Je jünger ein Tier, desto feuchter ist das Fleisch – Je älter ein Tier, desto trockener ist das Fleisch.
Die Zubereitung spielt eine große Rolle für die Qualitäten von Fleisch:
gepökelt: „ob man mit dem Salz einige Unreinheiten verzehret, auch das Fleisch an sich dauerhafter wird, so gibt es doch wenig Nahrung und trocknet das Blut", weswegen wenig davon gegessen werden soll.
geräuchert: ist schwer verdaulich und macht „dickes Blut".
gebraten: in der Pfanne gebratenes Fleisch wird trockener.

Rind

grundsätzlich gilt:

wa I + tr I

Milchkalb: es enthält „schleimige und zähe Feuchtigkeiten" trotzdem nährt es gut und ist nach dem Braten/Kochen leicht verdaulich.

Junge Rinder bis ein Jahr haben trockeneres Fleisch und sind etwas schwerer verdaulich.

Schaf

mäßig warm + fe II

Es sollte deswegen eher gebraten werden als gekocht.

Ziege

Junge Tiere haben trockenes Fleisch: tr I

Ältere Tiere haben hitziges Fleisch: wa II

Schwein

Allgemein gibt es unter den Tieren „die stärkste Nahrung, es ist dicksaftig. Es dient für junge, starke und arbeitsame Leute. Müßige aber, und die nur mit dem Kopf arbeiten, müssen es selten genießen, oder meiden".

Das Fleisch von Ferkeln ist sehr feucht: fe II – III

Wildschwein

Hat etwas trockeneres Fleisch, das aber immer noch stark nährt.

Reh/Hirsch

„Hartes Fleisch, das es mache melancholisch und schwarzgalliges Blut"

Hase

Trockenes Fleisch, je älter, desto trockener.

Kaninchen

wa I

Es ist etwas feuchter als Hasenfleisch und deshalb besser bekömmlich.

Geflügel:

Hühner

Die Qualität ist ausgeglichen, also „temperiert". Damit ist es „leicht daulich, gutartig, gibt wenig Unrat und zeuget daher sehr gut Geblüt. Diejenigen, die den Leib wenig bewegen gibt es eine bequeme Speise, als durch welche die natürliche Wärme und die Lebensgeister sehr ergötzet werden ... Hingegen gibt das Hühnerfleisch keine beständige Nahrung für diejenigen, welche schwere Leibesarbeit zu verrichten haben."

Fleisch von jungen Hühnern ist feuchter als von älteren. Ältere Hühner werden v. a. als Suppenhühner verwendet; das lange Kochen temperiert das Fleisch[107].

107 Die Hühnersuppe, als stärkende und leicht bekömmliche Nahrung für Kranke und Geschwächte, hat eine lange Tradition.

Gans

wa I-II + fe II

Das Fleisch ist von „grober Substanz" und schwer verdaulich.

Ente

wa II + fe II – III

Entenfleisch „beschwert den Magen, geht langsam ab und verursacht bei „galligen Leuten leicht ein Fieber. Die Flügel seien besser bekömmlich als die Brust. Bei starker Verdauung gibt es „(...) viel, jedoch nicht gesunde, sondern feuchtige und melancholische Nahrung."

Tierische Produkte:

Eier

Eiklar: ka I und schwer verdaulich

Eigelb: schwach warm

Das weich gekochte Ei nährt gut, „geben leicht und rein Geblüt und sind dem Magen angenehm. Man isst sie mit wenig Salz und Butter".

Das hart gekochte Ei ist „schwer zu verdauen, macht dickes Geblüt und verstopft den Leib. Nach alter Gewohnheit kocht man sie also zu den Osterschinken. Und den Sommer über belegt man die Salate damit; doch wäre es gesünder im Kochen ein Maas zu halten und nicht bis zu der vollen Härte zu sieden."

Milchprodukte

Milch

schwach ka (weniger als Grad I) + fe I

Abhängig von der Haltung variiert die Qualität der Milch. Die beste Milch ist die von Kühen, die auf Bergwiesen weiden. „Gleichwie aber die Milch leicht verdaut wird, also verdirbt sie" bei Menschen, die nicht ganz gesund sind, leicht. Bei hitzigem Magen vermehrt sie Galle. Bei kaltem Magen ist sie unbekömmlich. Sie soll nicht getrunken werden bei Fieber mit Kopfschmerz oder Augenentzündungen, Katarrhen, Steinkrankheiten oder Blähungen.

Zubereitungen mit Honig, Zucker oder Kakao[108] machen die Milch verträglicher. Milch soll nicht als Getränk zu einer Mahlzeit getrunken werden, sondern sie sollte als flüssiges Nahrungsmittel gesehen werden. „Es wird aber die Milch niemals sicherer genossen, als wenn der Magen ledig ist[109]. Und tun diejenigen recht, welche nach genossener Milch sich von anderen Speisen solange enthalten, als die Milch verdauet".

108 Auch mit Kaffee, wie z.B. Milchkaffee.

109 Nüchterner Magen.

Molke
ka I + fe II Die sauren und scharfen Anteile „spülen ab und verdünnen und führen ab“. Damit schadet die Molke dem „kalten Magen“. Bei hitzigen Erkrankungen ist sie angezeigt: „Zu den Krankheiten aber welche aus gelber Galle oder verbrannten Feuchtigkeiten ihren Ursprung haben“, ist sie ein „dienliches Mittel“.
Butter
schwach wa (weniger als Grad I) Sie nährt besser als Pflanzenöle.
Käse
frischer und weicher Käse: ka I + fe I-II älterer und fester Käse: wa I – III Je härter und ausgeprägter der Geschmack – wie z. B. bei Parmesan oder Pecorino – desto wärmer.

Krustentiere
Krebs
ka I + fe I Bei gesundem Magen und „wohl verdaut, so geben sie starke Nahrung.“
Garnelen
ka I + fe II
Muscheln
ka I + fe I Bei guter Verdauung geben sie „gute Nahrung“, sollen aber nicht zu oft genossen werden.

Vom Umgang mit der Qualitätenlehre

Es wäre wenig sinnvoll, alles was heutzutage über Nahrungsmittel bekannt ist, zu vernachlässigen, um sich nur noch streng nach der Qualitätenlehre zu ernähren. Vielmehr bietet die Qualitätenlehre eine Sichtweise auf Ernährung, wie sie von der Antike bis zum Ende des 19. Jahrhunderts üblich war. Wenn man sich dieses traditionelle Wissen zu Nutzen macht, trägt der Umgang mit der Qualitätenlehre dazu bei, sich bewusster – und damit gesünder – zu ernähren.

So kann die eigene Gesundheit gefördert und unterstützt werden. Ganz im Sinne des berühmten Lehrsatzes:

„Eure Nahrungsmittel sollen Eure Heilmittel sein und Eure Heilmittel sollen Eure Nahrungsmittel sein“ – Hippokrates.

Anhang

Was ist ein System?

Das Wort kommt aus dem Griechischen und heißt „Zusammenstellung". Laut Meyers enzyklopädischem Lexikon ist „ein System eine Bezeichnung für ein natürliches oder künstliches Gebilde, das *ein Ganzes* ausmacht, dessen Teile *in Abhängigkeiten* voneinander stehen und so eine *bestimmte Ordnung* aufweisen."

1. Ein System besteht aus einer Anzahl verschiedener Teile, die alle miteinander verbunden sind und sich gegenseitig beeinflussen.
2. Ein System bildet Gesetzmäßigkeiten aus um zu funktionieren; bei Störungen finden von selbst Ausgleichsbewegungen statt.
3. Das Ganze (System) ist mehr als die Summe seiner Teile.

Als Beispiel: unser Sonnensystem, in dem Erde, Mond und die anderen Planeten in ihren Bahnen verlaufen, so dass das Leben auf unserer Erde möglich ist.
Weitere Systeme wären z. B. unser Verkehrssystem, unser kapitalistisches Wirtschaftssystem, aber auch unser Verdauungssystem.
Überall funktionieren Systeme nur innerhalb von Gesetzmäßigkeiten.
Das bedeutet für die einzelnen Teile des Systems, dass sie sich nicht verhalten und bewegen können, wie sie es wollen, sondern nur, wie es ihnen die Gesetzmäßigkeit ihres Systems erlaubt.

Die Elemente im Ayurveda

Im Ayurveda, dem ältesten der drei traditionellen Medizinsysteme, ist der Kosmos aus neun Bestandteilen zusammengesetzt:

- fünf Elemente: Wasser, Erde, Feuer, Luft, Äther
- und vier „Dinge": Geist, Seele, Raum und Zeit.

Das Verhältnis dieser neun Bestandteile zueinander bestimmt, wie die drei Lebensenergien (Doshas) fließen.
Diese Lebensenergien sind: „Vata", das Bewegungsprinzip, „Pitta", das Feuer- und Stoffwechselprinzip und „Kapha", das Strukturprinzip.
Gesundheit und Krankheit sind durch das regelrechte Gleichgewicht der neun Bestandteile und der drei Lebensenergien bestimmt.

Bewegung und regelrechte Versorgung der Gewebe

Es ist den meisten Menschen geläufig, dass ein Übermaß an Belastung, wie es bei einer Fehlstellung (Subluxation) von gelenkigen Verbindungen der Fall ist, zu Gelenkdegeneration (Arthrose) führt. Wird ein Gelenk aber zu wenig belastet, ist die Regeneration bzw. „Ernährung" des Gelenkes über die Zirkulation (also Bewegung) von Flüssigkeiten nicht mehr regelrecht gegeben, und es kommt ebenfalls zu degenerativen Veränderungen. – Was mit dem schönen Sprichwort „Was rastet, das rostet" beschrieben ist. Der jüngere Mensch (bis ca. 35 Jahre) ist davon noch nicht so betroffen, denn seine Stoffwechselaktivität ist höher als beim älteren Menschen. Dadurch ist die „Gesamtzirkulation" beim Jüngeren höher und die Versorgung der Gewebe besser. Aber der ältere Mensch muss sich regelmäßig bewegen, um seine Zirkulation und damit die Versorgung der Gewebe so gut wie möglich zu gewährleisten.

Kinder und Überreizung

Da ich Kinder behandle, ist es mir ein Anliegen an dieser Stelle auf die Bindungstheorie hinzuweisen. Denn die Eltern und Großeltern, die sich an die wenigen und einfachen Prinzipien halten, die die Bindungstheorie für den Umgang mit Kindern vorgibt, können Überstimulation ihrer Kinder leichter vermeiden.

Ein Kind zu bekommen, ist heute für ein Paar keine Selbstverständlichkeit mehr. Oft sind die Kinder Wunschkinder, für deren Wohl Eltern viel tun möchten. Und wo eine Nachfrage und Bereitschaft ist Geld auszugeben, entwickelt sich ein Markt mit vielen Angeboten. In unzähligen Kursen, Internetseiten und Büchern können heute Eltern von „Spezialisten" erfahren, was das Beste für ihr Kind ist. Aus Angst, ihr Kind zu schädigen oder nicht optimal zu fördern lassen sich Eltern verunsichern.

Dass der Umgang mit Kindern so in den Fokus gerückt ist, hat neben der Verunsicherung der Eltern natürlich auch positive Seiten. Dass die Bindungstheorie der besterforschte Teil der Psychologie geworden ist, gehört für mich zu diesen positiven Seiten.

Einige Schlagwörter aus der Bindungstheorie möchte ich vorstellen:

Der Mensch hat sechs angeborene, basale Grundbedürfnisse:

1. Essen, Trinken, Schlafen, Sexualität, warme und geschützte Umgebung
2. Selbsteffektivität
3. Stimulation der nervalen Fähigkeiten
4. Abwehr unangenehmer Reize
5. Explorationstrieb, zu dem das Neugierdeverhalten gehört, das das Lernen maßgeblich bestimmt.
6. Bindungsbedürfnis

Nun bedingen sich das Bindungsbedürfnis und der Explorationstrieb.

Das bedeutet: wenn sich ein Kind sicherer gebunden fühlt, kann und wird es sein angeborenes Neugierdeverhalten ausleben.

Will man also das Lernen fördern, muss erst einmal das Bindungsbedürfnis befriedigt werden.

Wie entsteht nun Bindung? Durch feinfühliges Eingehen auf die Bedürfnisse des Anderen.

Und „sichere Bindung“[110] entsteht, wenn ein Kind überwiegend die Erfahrung machen kann, dass auf seine Bedürfnisse möglichst feinfühlig eingegangen wird.
So gilt es z. B. bei Stress des Babys, den es nur durch Unmutslaute und Schreien ausdrücken kann, durch körperliche Nähe und einer zugewandten Haltung Trost zu vermitteln. Damit wird der Stress des Kindes reguliert, auch wenn die Ursache des Schreiens nicht gefunden oder beseitigt werden kann. Denn Kinder lernen erst im Laufe ihrer Entwicklung, Stress selber zu bewältigen und unangenehme Gefühle zu „containen“ bzw. bei sich zu behalten und sich nicht gleich in Unmutsäußerungen abzureagieren.
Feinfühliges Eingehen auf die Bedürfnisse heißt natürlich nicht, dass Kindern alle Wünsche von den Augen abgelesen werden!
Wünsche und Bedürfnisse widersprechen sich mit zunehmendem Alter oft.
Das wohl bekannteste Beispiel: das Kind hat den Wunsch, noch nicht ins Bett zu gehen. Aber sein körperliches Bedürfnis wäre es eben doch zu schlafen.

Zu häufige Wunscherfüllungen oder elterliches Verhalten, mit dem versucht wird Kinder vor allen Schwierigkeiten zu beschützen, verwöhnen ein Kind. Ein Kind im Übermaß zu verwöhnen bedeutet aber es zu schwächen, denn damit wird die kindliche Abhängigkeit von den Eltern gefördert. Die Möglichkeit den Eltern zu entwachsen, bzw. zu erwachsen wird damit beschränkt.
Wortschöpfungen wie „Hotel Mama“ und „Helikoptereltern“ sind in den letzten Jahren geläufig geworden und gehören in diesen problematischen Bereich elterlichen Verhaltens.
Grundzüge der Bindungstheorie für werdende Eltern vermittelt das Buch „SAFE“ von Dr. Karl Heinz Brisch.
Weiterführende Literatur wäre das Buch „Bindungsstörungen“ von Dr. Karl Heinz Brisch; beide Bücher sind im Klett-Kotta Verlag erschienen.

Sich im Umgang mit seinem Kind an der Bindungstheorie zu orientieren heißt nicht, nie vom Kind getrennt zu sein oder es extrem lange zu stillen. – Wird das Ziel, eine „sichere Bindung“ schaffen zu wollen, mit einem Verhalten gleichgesetzt, bei dem die Eltern am Kind „kleben“, entsteht keine sichere Bindung. Denn das wäre ja keineswegs ein feinfühliges Eingehen auf die Bedürfnisse des Kindes, sondern ein Erdrücken.
Ein gutes Bild für feinfühliges Eingehen auf Bedürfnisse wäre eine perfekte Bedienung in einem Restaurant: Sie dominiert nicht die Gäste mit der eigenen Wunscherfüllung, möglichst viel Umsatz zu machen, sondern sie ist immer da, wenn gebraucht oder benötigt, ansonsten hält sie sich im Hintergrund. Mit diesem auch achtsamen Eingehen auf die Bedürfnisse der Gäste kann ein wirkliches Wohlgefühl geschaffen werden.

110 Die Erfahrung der sicheren Bindung ist mit dem Begriff des Urvertrauens gleichzusetzen.

Und um das wieder auf elterliches Verhalten zu beziehen: Durch feinfühliges Eingehen schaffen Eltern ihren Kindern sichere Bindung. Und damit Urvertrauen - der beste Start ins Leben.

Danksagung

Kurz vor seinem Tod bat mich Herr Broy ein Buch fertig zu schreiben. Ich wusste von ihm, dass er an einem Buch zum Thema Temperament und Ernährung schrieb.
Die beiden von ihm verfassten Kapitel habe ich im Original übernommen.
Das in Grundzügen skizzierte Kapitel über die Historie der Temperamentenlehre habe ich nach den Vorgaben von Herrn Broy fertig geschrieben.
Es hat sechzehn Jahre gedauert, bis dieses Buch fertig geschrieben war.
Seine Grundlage sind die Vorlesungen von Herrn Broy an der Josef Angerer Schule und seine Tagungen in St. Gilgen. Das unschätzbare Wissen, das über fast zwanzig Jahre vermittelt wurde, haben v. a. Bernhard Kranzberger, Michael Schünemann und ich zusammengetragen und daraus ein Skript verfasst. Dieses ist das Fundament meines Buches.
Ich danke Frau Gertrud Broy, Jonas Jückstock, Bettina Kempf-Weese und Michael Schünemann für die Durchsicht des Scriptes.
Imanuel Betrand, Dr. Maria Lamottke, Dirk Schönrock und Anna Wagemann danke ich für ihre technischen Hilfestellungen.

Literaturverzeichnis

Beintker, Erich, v., Werke des Galenos, Hippokrates Verlag, Stuttgart 1948

Brisch, Karl Heinz, Safe – sichere Ausbildung für Eltern, Klett-Cotta, Stuttgart, 2010

Brisch, Karl Heinz, Bindungsstörungen – von der Diagnose zur Therapie, Klett Cotta Verlag, Stuttgart, 2008

Broy, Joachim, Hemm, Werner, Studientage für traditionelle Heilkunde in St. Gilgen; Broy, Joachim, Seminare für angewandte Naturheilkunde und Humoralmedizin, Mitschriften von Bernhard Kranzberger, Michael Schünemann, Johanna Rubenberger, Uta A. Weese

Broy, Joachim, Die Konstitution, Tibor Marczell Verlag, München, 1978

Broy, Joachim, Die Konstitution, Verlag Klaus Foitzick, München, 1992; aktuelle Ausgabe: ML Verlag, Kulmbach, 2016

Broy, Joachim, Quinta Essentia Medicinae, Selbstverlag Deutsche Heilpraktikerschaft, Landesverband Bayern e.V., 1972

Broy, Joachim, Gedanken zur Naturheilkunde, Fachverband Deutscher Heilpraktiker, Landesverband Bayern e.V., 2001

Bingen, Hildegard von, Ursachen und Behandlung von Krankheiten (1150 – 1157), Haug Verlag, Ulm 1955

Elsholtz, Johann Sigismund, Diaeteticon, 1682 – Nachdruck folgt dem Exemplar der Universitäts- und Landesbibliothek Halle, Band 9 der Klassischen Kochkunst, Lizenzausgabe für Verlag Dr. Richter GmbH, München 1984

Helwig, Bernhard, Die vier Temperamente bei Erwachsenen, Verlag J. Esser, Paderborn 1897

Hufeland, Christoph Wilhelm, Lehrbuch der allgemeinen Heilkunde, Bearbeitung Dr. Ingo Müller, Haug Verlag 1993

Hüther, Gerald, Raus aus der Demenzfalle, Verlag Arkana 2017

Kapferer, Richard, Die Werke des Hippokrates. (‚Corpus Hippocraticum' abgek. ‚C.H.'), Hippokrates-Verlag, G.m-b.H., Stuttgart-Leipzig 1933

Kollesch Jutta und Nickel, Diethard, Antike Heilkunst, Reclam Verlag, Stuttgart 2009

Mayer, Arnold, Traditionelle europäische Medizin, Foitzick Verlag, Augsburg 2013; aktuelle Ausgabe: ML Verlag, Kulmbach, 2015

Müller, Ingo Wilhelm, Humoralmedizin, Haug Verlag, Heidelberg 1993

Reddemann, Luise, Imagination als heilsame Kraft, Klett Cotta Verlag, Stuttgart 2017

Schipperges, Heinrich, Der Garten der Gesundheit, Artemis Verlag, München und Zürich, 1985

Schünemann, Michael, Ableiten, ausleiten, entgiften, Foitzick Verlag, Augsburg 2006; aktuelle Ausgabe: ML Verlag, Kulmbach, 2019

Schulz von Thun, Friedemann, Miteinander Reden Band I-III, Rowohlt Verlag, 2010

Unschuld, Paul U., Traditionelle chinesische Medizin, C.H. Beck Verlag, München 2013

Unschuld, Paul U. Ware Gesundheit, C.H. Beck Verlag, München, 2009